Ilona Füchtenschnieder-Petry
Jörg Petry

Game Over

Ratgeber für Glücksspielsüchtige und ihre Angehörigen

LAMBERTUS

Bibliographische Information der Deutschen Nationalbibliothek

Die Deutsche Nationalbibliothek verzeichnet diese Publikation in der Deutschen Nationalbibliographie; detaillierte bibliographische Daten sind im Internet über http://dnb.d-nb.de abrufbar.

2. überarbeitete und erweiterte Auflage 2010
© Lambertus-Verlag, Freiburg im Breisgau
www.lambertus.de
Umschlaggestaltung: Nathalie Kupfermann, Bollschweil
Herstellung: Franz X. Stückle, Druck und Verlag, Ettenheim
ISBN 978-3-7841-1792-8

Inhalt

1 Vorbemerkung

Der deutsche Glücksspielmarkt hat sich in den letzten Jahrzehnten zu einem bedeutenden Wirtschaftsfaktor entwickelt. Das Glücksspielangebot wurde laufend ausgebaut und Spielerschutzmaßnahmen (Residenzverbot, Kleiderordnung, Ausweiskontrollen nur beim großen Spiel) haben gleichzeitig immer mehr an Bedeutung verloren. Es scheint fast, als ob in Vergessenheit geraten wäre, dass das Glücksspiel kein normales Wirtschaftsgut ist, sondern staatlich konzessioniert, um die „wirtschaftliche Ausbeutung der Spielleidenschaft des Publikums unter staatliche Kontrolle und Zügelung zu nehmen", wie der Bundesgerichtshof festgestellt hat (Bundesgerichtshof, ST, 11, 209). Durch das Urteil des Bundesverfassungsgerichtes zum Sportwettenmonopol (1 BvR 1054/01) aus dem Jahr 2006 wurde ein Paradigmenwechsel in der deutschen Glücksspielgesetzgebung eingeleitet. Das staatliche Glücksspielmonopol wurde an die Bedingung geknüpft, das Glücksspielangebot künftig an der Prävention der Glücksspielsucht auszurichten. Um das Glücksspielmonopol zu erhalten, haben die Bundesländer den Glücksspielstaatsvertrag (GlüStV) verabschiedet und am 1.1.2008 für die Dauer von vier Jahren in Kraft gesetzt.

Untrennbar mit dem Glücksspiel verbunden ist die Glücksspielsucht. Es handelt sich quasi um zwei Seiten einer Medaille. Einer Expansion des Glücksspielmarktes folgt unweigerlich eine Steigerung der Anzahl derer, die mit dem Glücksspielen Probleme haben oder gar süchtig werden.

Bei der Glücksspielsucht handelt es sich um ein seit langem bekanntes Störungsbild, das in der psychiatrischen Fachliteratur schon beschrieben wurde. Es handelt sich also nicht um eine neue Sucht, wie fälschlicherweise immer wieder behauptet wird, sondern um ein lange bekanntes Störungsbild. So gab es beispielsweise bereits im 19. Jahrhundert in Deutschland die so genannte „Lotterie"-Plage, die besonders in den armen Bevölkerungsschichten verbreitet war und zu durchgreifenden gesetzlichen Gegenmaßnahmen geführt hat, die die Wurzel der heutigen Glücksspielgesetzgebung bilden.

Der vorliegende Ratgeber richtet sich an Glücksspielsüchtige, die einen Weg aus der Sucht suchen, sowie deren Angehörige, die ebenfalls Hilfe suchen.

Er enthält Informationen über die verschiedenen Glücksspiele und das Krankheitsbild Glücksspielsucht, die Arbeit von Selbsthilfegruppen, die im Bereich Glücksspielsucht tätig sind, sowie Hinweise auf ambulante und stationäre Beratungs- und Behandlungsangebote. Abschließend werden Literaturhinweise gegeben und nützliche Adressen genannt. Glücksspielsüchtigen und ihren Angehörigen fehlt häufig die Grundinformation, dass es sich bei dieser Störung um eine Erkrankung handelt, von der sie nicht allein, sondern von der viele Menschen betroffen sind. Dieses Wissen kann mithelfen, den schweren Schritt aus der Anonymität der Familie in die Öffentlichkeit (Selbsthilfegruppe, Beratungsstelle, Fachklinik) zu wagen.

Die Broschüre basiert auf dem im Jahr 1986 von Rainer Düffort veröffentlichten „Ratgeber für Spieler und ihre Angehörigen". Sie erschien als Reaktion auf die zunehmende Beratungsnachfrage von Glücksspielsüchtigen, die in Deutschland Anfang der 1980er-Jahre einsetzte und bis jetzt unvermindert anhält. Die Autoren dieser nunmehr zweiten Auflage der Neuausgabe haben beide viele Jahre ambulant beziehungsweise stationär mit Glücksspielsüchtigen gearbeitet.

Die Glücksspielsucht als spezielle Form der Suchterkrankung wird unterschiedlich benannt. Am geläufigsten ist die eher alltagssprachliche Bezeichnung Spielsucht, die das Problem aber nur unzureichend erfasst. Schließlich geht es um die Abhängigkeit von einer spezifischen Form des Spiels – des Zufallsspiels um Geld. Im Folgenden wird daher der Begriff Glücksspielsucht verwendet.

2 Gibt es einen Unterschied zwischen Spielen und Glücksspielen?

Die englische Sprache unterscheidet zwischen to play (spielen) und to gamble (glücksspielen). In der deutschen Sprache gibt es diese Unterscheidung nicht. Vielleicht ist dies der Grund dafür, dass sich in die Umgangssprache und sogar in einigen wissenschaftlichen Veröffentlichungen die Begriffe Spieler und Spielsucht statt Glücksspieler und Glücksspielsucht eingebürgert haben. Diese sprachliche Ungenauigkeit trägt zur Verharmlosung des Problems bei, denn abhängig wird man von Glücksspielen, nicht vom Fußballspiel oder vom Klavierspiel und schon gar nicht vom Wortspiel.

Die Glücksspielbetreiber nutzen gern die positiven Merkmale des Spielens, wenn sie für ihr Glücksspielangebot werben. So ziert das bekannte Schiller-Zitat, „Der Mensch spielt nur, wo er in voller Bedeutung des Wortes Mensch ist, und er ist nur da ganz Mensch, wo er spielt", unzählige Werbeanzeigen und Prospekte der Branche.

Glücksspiele sind dadurch definiert, dass man auf den Ausgang eines zufallsbedingten Ereignisses wettet und dabei Geld oder Wertgegenstände einsetzt. Beim Lotto zum Beispiel kreuzt man Zahlen an, zahlt seinen Einsatz und „tippt" darauf, dass diese Zahlen gezogen werden. Beim Roulette kauft man Jetons und setzt sie auf eine Farbe, eine bestimmte Zahl oder eine Zahlenkombination. Der Ausgang der genannten Glücksspiele kann nicht vorhergesagt oder beeinflusst werden, er ist vom Zufall abhängig. Der Einsatz von Geld ist das zentrale Unterscheidungsmerkmal von Spielen und Glücksspielen.

Auch Kompetenzspiele, also Spiele bei denen vorwiegend oder vollständig eigene Fähigkeiten und nicht der Zufall eine Rolle spielen, (Schach, Dart, Billard) werden zu Glücksspielen, wenn um Geld gespielt wird. Ob ein Spiel rechtlich als Kompetenz- oder als Glücksspiel eingeordnet wird, entscheidet darüber, ob es als Gewerbe betrieben werden kann oder ob es unter das staatliche Glücksspielmonopol fällt. Die Anbieter von Pokerturnieren beispielsweise haben ein großes Interesse daran, dass ihre Angebote nicht als Glücksspiele gelten.

In Bezug auf die Teilnahme an Sportwetten gilt: Selbst wer über großes Spezialwissen in Bezug auf eine bestimmte Sportart verfügt, kann den

Ausgang eines sportlichen Einzelereignisses, zum Beispiel ob Eintracht Frankfurt bei Bayern München gewinnt oder verliert, nicht vorhersagen. Es gibt zwar einige wenige Faktoren, wie Heimvorteil, Stand in der Tabelle und das Ergebnis der bisherigen Begegnungen, die eine gewisse Vorhersage über die Saison erlauben, jedoch nichts über den Ausgang eines einzelnen Spiels aussagen. Wer nun die Strategie hat, jeweils auf diese vermeintlichen Vorteile zu wetten, wird dies aufgrund unattraktiver Gewinnquoten und regelmäßiger Verluste schnell wieder aufgeben.

Für Pokerspiele, wie zum Beispiel das aktuell populäre Texas Hold'em, bei dem jeder Spieler zufällig aus dem Kartensatz zwei Karten erhält und fünf weitere Karten in drei Stufen nacheinander aufgedeckt werden, ist die Wahrscheinlichkeit für gewinnträchtige „Hände" – z. B. Full House (0,14 Prozent) oder gar Royal Flush (0,00015 Prozent) – gering. Man kann in dieser Situation nur durch Bluffen dauerhaft gewinnen, wozu man allerdings unerfahrene Partner benötigt. Wenn man, was selten vorkommt, eine gute Hand hat, kann man diesen Vorteil nur realisieren, wenn man die anderen Spieler durch Bluffen lange genug im Spiel hält. Eine Gewinnchance beim Pokern besteht also nur, wenn große Unterschiede in der Kompetenz der Beteiligten vorliegen. Wenn das Kompetenzniveau oder die Erfahrenheit der Beteiligten keine größeren Unterschiede aufweisen, entscheidet auf Dauer vorwiegend der Zufall über den Spielausgang.

Ob ein Glücksspielangebot sich zu einem Problem entwickelt, hängt von vielfältigen Faktoren ab. Dazu gehören kulturelle Traditionen, gesetzliche Rahmenbedingungen, Art und Umfang des gesamten Glücksspielmarktes und die Strukturmerkmale des Glücksspielangebotes (z. B. Einsatzhöhe und die Schnelligkeit des Ablaufes).

Tabelle 1: Problematische Glücksspielarten

- Geldspielautomaten in Spielhallen und gastronomischen Betrieben
- Casinospiele (z. B. Roulette, Black Jack, Poker, Glücksspielautomaten)
- Sportwetten (Oddsetwette von Lotto, Wetten auf der Rennbahn, bei Buchmachern im Wettbüro, im Internet)
- Illegale Internetglücksspiele (Poker, Sportwetten, Roulette etc.)
- Glücksspiele im Hinterzimmer-Milieu (Karten, Würfel, Roulette etc.)
- Lotto- bzw. Lotterieangebote (insbesondere Systemlotto, Rubbellose etc.)
- Börsenspiele in Form kurzfristiger Zufallsspekulationen

3 Wie viele Glücksspielsüchtige gibt es in Deutschland?

In Deutschland gibt es bisher erste repräsentative Bevölkerungsbefragungen zur Schätzung beratungs- und behandlungsbedürftiger Glücksspielsüchtiger. Die Angaben reichen von bundesweit 103.000 bis 290.000 Betroffenen. Zusätzlich geht man von 149.000 bis 347.000 problematischen Glücksspielern aus.

Die Mehrzahl der Glücksspielsüchtigen sind Geldautomatenspieler in Spielhallen gefolgt von Casinospielern, Sportwettern und Internetglücksspielern. Am seltensten sind Lottospieler betroffen. Fundiertere Erkenntnisse werden von einer Studie erwartet, die von den Bundesländern in Auftrag gegeben wurde und deren Ergebnisse Anfang 2011 veröffentlicht werden.

Tabelle 2: Problematisches und pathologisches Glücksspielverhalten in Deutschland (12 Monats-Prävalenz)

	Bühringer et al. (2007)	Buth & Stöver (2008)	BZgA (2008)	BZgA (2010)
Problematisches Glücksspielverhalten	0,29 % 149.000	0,64 % 340.000	0,41 % 225.000	0,64 % 347.000
Pathologisches Glücksspielverhalten	0,20 % 103.000	0,56 % 290.000	0,19 % 104.00	0,45 % 242.000

In diesem Zusammenhang darf nicht vergessen werden, dass auf jeden Süchtigen zwei bis fünf Personen aus dem familiären beziehungsweise sozialen Umfeld kommen, die erheblich in Mitleidenschaft gezogen werden und nicht selten schwerwiegende eigene psychische Störungen entwickeln, die einer Behandlung bedürfen.

4 Ist Glücksspielsucht als Krankheit anerkannt?

Bis ins Jahr 2001 war die sozialrechtliche Situation für Glücksspielsüchtige in Deutschland sehr unsicher, da es ihr Störungsbild offiziell nicht gab. Einige Kolleginnen und Kollegen in den Suchtberatungsstellen „halfen" ihren Klienten damit, dass sie eine Alkoholismusdiagnose stellten, um so einen Klinikplatz für sie zu bekommen. Andere hatten „Glück" mit dem zuständigen Sachbearbeiter bei der Rentenversicherung. Ihnen wurde eine Behandlung als Einzelfallentscheidung gewährt. Wieder andere haben geklagt und ihren Anspruch beim Sozialgericht erstritten.

Die Spitzenverbände der Krankenkassen und Rentenversicherungsträger haben im März 2001 „Empfehlungen für die medizinische Rehabilitation bei Pathologischem Glücksspielen" verabschiedet (www.gluecksspielsucht.de/Materialien). Nach Auffassung der genannten Kostenträger handelt es sich beim pathologischen Glücksspielen um ein eigenständiges Krankheitsbild innerhalb der psychischen Störungen. Diese Empfehlungen bilden die Grundlage für die Finanzierung einer Behandlung. Darüber hinaus legen sie fest, welche Qualitätsanforderungen Beratungsstellen und Fachkliniken erfüllen müssen, die Glücksspielsüchtige behandeln. Sozialrechtlich sind die Glücksspielsüchtigen damit psychisch Kranken und annähernd auch Alkohol-, Medikamenten- und Drogenabhängigen gleichgestellt. Sie haben Anspruch auf ambulante und stationäre Behandlung, auf eine Nachsorge und im Einzelfall auf eine Adaptionsbehandlung.[1]

Aufgrund der offiziellen Anerkennung als Krankheit, besteht darüber hinaus die Möglichkeit für Leistungen zur beruflichen Rehabilitation, wie zum Beispiel die Gewährung eines Einarbeitungszuschusses für einen neuen Arbeitgeber bis hin zu einer kompletten Umschulung. Dies ist der Fall, wenn aufgrund der Glücksspielsucht die letzte Tätigkeit (z. B. Croupier oder Spielhallenaufsicht) oder der erlernte Beruf (z. B. Bankangestellter) nicht mehr ausgeübt werden kann, da die Nähe zum Glücksspielen oder der unmittelbare Umgang mit Bargeld die Glücksspielsucht verschlimmern könnte.

---

[1] Fortsetzung der stationären Rehabilitation mit dem Schwerpunkt auf der beruflichen Wiedereingliederung.

5 Wird mit dem Glücksspiel viel Geld verdient?

Der Glücksspielmarkt hat sich in den letzten Jahrzehnten zu einem bedeutenden Wirtschaftsfaktor entwickelt. Die Angebote reichen von Rubbellosen, Lotterie- und Lottospielen, Sportwetten, gewerblichen Geldspielautomaten, Internetglücksspielen, Casinospielen wie Roulette, Black Jack, Baccara, Poker bis zu den so genannten „Einarmigen Banditen".

Im Jahre 2008 beliefen sich die Umsätze auf dem Glücksspielmarkt (ohne illegale Sportwetten und Internetglücksspiele von privaten und ausländischen Anbietern, ohne Soziallotterien und ohne Telefon-Gewinnspiele) auf 24,90 Mrd. Euro und waren damit im Vergleich zum Vorjahr um 11 Prozent rückläufig. Die Umsatzeinbußen betrafen nur die staatlich konzessionierten Anbieter (Spielbanken und Deutscher Lotto-Toto-Block), während die gewerblichen Geldspielautomatenanbieter ihren Umsatz steigern konnten. In 2008 nahmen die Bundesländer insgesamt 3,367 Mrd. Euro an Steuern und Abgaben aus der Veranstaltung von Glücksspielen ein (ohne Geldspielautomaten in Gaststätten und Spielhallen). Zum Vergleich: Die Einnahmen aus der Alkoholsteuer betrugen im gleichen Jahr 3,325 Mrd. Euro.

Fazit: Die wahren Gewinner beim Glücksspiel sind die Veranstalter und die öffentlichen Kassen.

Oder anders gesagt: Beim Glücksspielen kann man nur gewinnen. Es sei denn, man spielt.

6 Wie ist die rechtliche Grundlage für die Veranstaltung von Glücksspielen?

Für die öffentliche Veranstaltung von Glücksspielen gibt es fast überall auf der Welt mehr oder weniger starke gesetzliche Einschränkungen. In Deutschland (Diegmann et al., 2008) ist die öffentliche Veranstaltung von Glücksspielen verboten (§ 284 StGB), sie dürfen nur unter staatlicher Aufsicht und Kontrolle durchgeführt werden. Damit hat sich der Staat das Monopol am Glücksspielangebot gesichert. Als Begründung wird auf die Notwendigkeit der Eindämmung des illegalen Glücksspielens und die Bekämpfung der Glücksspielsucht verwiesen. Das Bundesverfassungsgericht hat in einem Bahn brechenden Urteil im März 2006 festgelegt, dass der Staat sein Glücksspielmonopol nur dann behalten darf, wenn er sein Glücksspielangebot konsequent an der Prävention der Glücksspielsucht ausrichtet.

Die staatlichen bzw. staatlich konzessionierten Veranstalter erhalten somit einen ordnungspolitischen Auftrag: Sie haben ihr Glücksspielangebot so zu gestalten, dass der Schutz der Glücksspieler im Vordergrund steht bzw. das oberste Ziel darstellt. Diese Unternehmen sind also nicht zu vergleichen mit anderen Wirtschaftsunternehmen, deren Ziele Wachstum, Gewinnmaximierung und Markterweiterung sind. Die Bundesländer haben die Vorgaben des Bundesverfassungsgerichtes in einem Glücksspielstaatsvertrag umgesetzt, der 2008 in Kraft getreten ist und zunächst eine Laufzeit von vier Jahren hat.

Der GlüStV legt unter anderem fest:

- dass Glücksspiele nicht beworben werden dürfen,
- dass die Unternehmen Sozialkonzepte zu entwickeln haben, um gefährdete Glücksspielteilnehmer frühzeitig zu erkennen und pathologische Glücksspieler über Hilfeangebote zu informieren,
- dass ein einheitliches Sperrsystem einzurichten ist, das für besonders gefährliche Glücksspiele gilt (Casinospiele incl. Automatenspiele und die Sportwette Oddset sowie Keno des Toto-Lotto-Blocks),
- dass Internetglücksspiele verboten sind,
- dass Finanzmittel zur Erforschung und zur Prävention der Glücksspielsucht bereit zu stellen sind,
- dass ein unabhängiger Fachbeirat eingerichtet wird, der die Länder bei der Umsetzung des Glücksspielstaatsvertrages berät.

Diese Ausführungen beziehen sich auf die staatlich konzessionierten Glücksspiele (Lotto, Lotterien, legale Sportwetten, Spielbanken). Nicht erfasst sind die Geldspielautomaten, die in gastronomischen Betrieben und Spielhallen aufgestellt sind. Die sind offiziell gar keine Glücksspiele. Sie heißen im Amtsdeutsch „Unterhaltungsautomaten mit Gewinnmöglichkeit" und fallen unter das Gewerberecht. Die Einzelheiten des „Spiels" (Höhe von Einsatz und Gewinn, Spieldauer) sind in der Spielverordnung (SpielV) geregelt. Diese Vorschriften sollen verhindern, dass beim gewerblichen Automatenspiel Gewinne und Verluste mit Vermögenswert erzielt werden können. Außerdem sollen die Spieler vor einer „übermäßigen Ausnutzung des Spieltriebs" geschützt werden. Es ist sicherlich richtig, dass diese Geräte hinsichtlich der Einsatz-, Gewinn- und Verlustmöglichkeiten nicht mit den so genannten „Einarmigen Banditen" in den Automatenniederlassungen der Spielbanken identisch sind. Im Zuge der letzten Novellierung der SpielV im Jahre 2006 haben sich die Geräte, was das Spieldesign angeht, jedoch weitgehend angenähert. Die einschränkenden Vorgaben der SpielV, was zum Beispiel Spieldauer und -einsatz angeht, werden von der Automatenindustrie umgangen. Sie haben ein Punktesystem eingeführt (Geld wird in Punkte umgewandelt), was ihnen erlaubt, schnellere Spiele mit höheren Einsatz- und Gewinnmöglichkeiten anzubieten als die SpielV vorsieht. Für einen Normalverdiener war es schon vor Einführung der neuen Spielverodnung nicht schwer, in einer Spielhalle an nur einem Tag einen Monatslohn beziehungsweise ein Gehalt zu verspielen. Jetzt ist dies innerhalb weniger Stunden möglich. Meyer (vgl. Jahrbuch Sucht 2010) hat in einem Feldversuch mithilfe eines Testspielers nachgewiesen, dass es möglich ist, innerhalb von fünf Stunden und 37 Minuten einen Betrag in Höhe von 1.450 Euro zu verspielen. Dieser Betrag entspricht dem durchschnittlichen Nettoverdienst eines deutschen Arbeitnehmers.

Es ist skandalös, dass auf Betreiben der wirtschaftlich starken und politisch einflussreichen Automatenindustrie gerade dieses Glücksspielangebot nur schwachen Einschränkungen unterliegt.

14

Fazit: In Deutschland ist es bisher nicht gelungen, die Glücks-spielgesetzgebung so zu gestalten, dass alle Glückspielangebote gleichen Regelungen unterliegen. Neben dem staatlichen Glücks-spielmonopol (Deutscher Lotto-Toto-Block, Lotterien, Spiel-banken) hat sich ein gewerblicher Glücksspielmarkt (Automaten in Gaststätten und Spielhallen) entwickelt, der vergleichsweise geringen Einschränkungen unterliegt. Es ist auch noch nicht gelun-gen, das illegale Glücksspielangebot in Sportwettenbüros und das Internetglücksspiel ausreichend einzudämmen.

7 Welche Glücksspiele gibt es?

Lotto

Das beliebteste Glücksspiel in Deutschland ist das Lottospiel. Millionen Tipper träumen Woche für Woche vom großen Gewinn. Dennoch sind es nicht die Lottospieler, die die Suchtberatungsstellen aufsuchen, es sind die gewerblichen Geldspielautomatenspieler und an zweiter Stelle die Casinospieler. Gehen Lottospieler in Behandlung, handelt es sich in der Regel um Systemspieler mit hohen Einsätzen (z. B. über einen längeren Zeitraum wöchentliche Einsätze bis zu mehreren Hundert oder gar Tausend Euro).

Das einfache Lottotippen gehört aktuell im Gegensatz zum 19. Jahrhundert (Bonisch, 1994) zu den weniger gefährlichen Glücksspielen. Wer daran teilnimmt, kauft sich ein Stück Hoffnung auf ein besseres Leben. Manche setzen dabei allerdings mehr ein, als der Haushaltskasse gut tut. Bei all den Träumen von den Lottomillionen wird oft vergessen, wie unfair dieses Glücksspiel ist. Die Rückzahlungsquote ist ausgesprochen dürftig. Nur durchschnittlich 50 Prozent der Einsätze werden „als Gewinn verpackt" ausgeschüttet. Bei jeder Ziehung verlieren 98 Prozent der Spielteilnehmer. Sie haben nicht einmal drei Richtige. Und die Wahrscheinlichkeit, „sechs Richtige" zu haben oder gar den Jackpot zu knacken, ist bekanntlich genauso hoch, wie vom Blitz erschlagen zu werden oder auf einer Kegelbahn zu sterben.

Angesichts dieser schlechten „Geldanlage" kann nur noch die Gewissheit trösten, dass man ein gutes Werk getan hat. Ein Teil der Erträge aus dem Lottospiel wird nämlich für sportliche, kulturelle und soziale Zwecke ausgegeben. Ein Teil wohlgemerkt. Kritiker bemängeln die fehlende Transparenz bei der Mittelvergabe, die Verquickung mit Parteiinteressen und die hohen Ausgaben für die Verwaltung (als Geschäftsführer einer großen Lottogesellschaft verdient man mehr als der Bundespräsident).

Casinospiele

Die Zahl der Spielcasinos hat in den letzten Jahren kontinuierlich zugenommen. So gab es 1974 bundesweit nur dreizehn Spielbanken. Heute sind es einschließlich der Automatencasinos insgesamt 81 Spielbanken. Insbesondere im Saarland lässt sich dieser Prozess eindrucksvoll nachvollziehen. Von insgesamt acht Casinos sind sechs reine Automatenspielbanken, die in Kleinstädten zugelassen wurden.

Das Angebot der Spielbanken gliedert sich in die beiden Bereiche „Großes" und „Kleines Spiel". Das so genannte „Große Spiel" – auch Lebendspiel genannt, weil es von Menschen bedient wird – umfasst die klassischen Glücksspiele wie Roulette, Black Jack und Baccara und neuerdings verstärkt Poker. Das „Kleine Spiel" verdankt seinen Namen der Tatsache, dass hier ursprünglich nicht mit Geldscheinen, sondern mit (kleinen) Münzen gespielt wurde. Inzwischen sind die Geräte mit Geldscheinakzeptoren ausgestattet und erwirtschaften rund 75 Prozent des Bruttospielertrages (BSE) in Spielbanken. Im Gegensatz zum „Großen Spiel" wurden hier bis Ende 2007 keine Ausweiskontrollen durchgeführt, so dass ein völlig unkontrollierter Zugang möglich war. Dieser Zustand wurde erst beendet, nachdem mehrere gesperrte Glücksspieler, die beim „Kleinen Spiel" erlittenen Spielverluste erfolgreich eingeklagt hatten[2]. Im Zuge dieser Prozesse mussten einige Spielcasinos insgesamt mehrere Hunderttausend Euro an die Betroffenen zurück erstatten. Der seit 2008 geltende Glücksspielstaatsvertrag sieht die Zugangs- und Ausweiskontrolle ausdrücklich auch für das Automatenspiel der Casinos vor.

Sportwetten

Das Angebot an Sportwetten umfasst sehr unterschiedliche Formen.

In Deutschland war das Wetten auf den Ausgang von Sportereignissen bis in die 1990er-Jahre nur als Fußballtoto und als Pferdewette möglich. Bei Pferdewetten können die Teilnehmer direkt auf der Rennbahn oder bei einem Buchmacher Wetten platzieren. Die Höhe des Gewinns wird nach dem Totalisatorprinzip erst nachträglich berechnet. Die Auszahlungsquote errechnet sich aus der Anzahl richtiger Wetten und der Höhe der Gesamteinsätze.

Im Zuge der Wiedervereinigung gab es in der ehemaligen DDR erworbene Sportwettlizenzen (z. B. Sportwetten Gera und BetandWin) zum Betreiben von gewerblichen Wettbüros. In der Folge etablierte sich eine Vielzahl von Wettbüros, deren Weiterbetrieb aufgrund des Urteils des Bundesverfassungsgerichtes von 2006 untersagt werden kann. Viele

---

[2] Die entsprechenden Urteile des BGH finden sich auf der Homepage www.gluecksspielsucht.de unter der Rubrik Materialien/Juristisches.

Betreiber dieses profitablen Geschäfts erkennen Unterlassungsverfügungen nicht an und haben den Europäischen Gerichthof angerufen. Ein grundsätzliches Urteil des EuGH wird für Ende 2010 erwartet.

Mit der zunehmenden Verbreitung des Internets tauchten Sportwettangebote ausländischer Unternehmen auf, die aufgrund der Vielfalt an Wettmöglichkeiten (z. B. Live-Wetten auf Ereignisse beim Fußball wie nächste Ecke, gelbe oder rote Karte, Einwurf etc.) und der hohen Auszahlungsquoten eine große Attraktivität besitzen. Diese Angebote, die ohne behördliche Erlaubnis betrieben werden und somit auch nicht mit Abgaben und Steuern belegt werden, gelten seit Inkrafttreten des Glücksspielstaatsvertrages, der Internetglücksspiele generell verbietet, als illegales Glücksspiel. Die Bekämpfung dieser Angebote gestaltet sich allerdings schwierig. Der erfolgversprechendste Weg scheint die Unterbrechung der Finanzströme zu sein. Glücksspielteilnehmer, die ihre Spieleinsätze über Kreditkarten getätigt haben, sollten wissen, dass sie diese Beträge problemlos stornieren können. Inkassounternehmen, die versuchen dieses Geld einzutreiben, werden keinen Erfolg haben. Ihre Forderung ist nichtig, da sie gegen ein gesetzliches Verbot verstößt.

Außer der oben genanten Pferdewette gibt es in Deutschland derzeit nur ein weiteres legales Sportwettenangebot. Dabei handelt es sich um die vom Deutschen Lotto-Toto-Block Ende der 1990er-Jahre eingeführte Sportwette Oddset.

Im Gegensatz zum Totalisatorprinzip ist die Auszahlungsquote für den Teilnehmer vorab berechenbar. Sie ergibt sich aus der Multiplikation der vom Veranstalter vor dem Ereignis festgelegten Quote mit dem Wetteinsatz. Dieses staatlich konzessionierte Angebot verzeichnet rückläufige Umsätze, da es im Gegensatz zu den illegalen Sportwetten erheblichen Einschränkungen unterliegt.

Kartenspiele

Kartenspiele, wie Black Jack, Baccara oder Poker werden als Glücksspiele sowohl legal in Spielcasinos als auch illegal in Hinterzimmern veranstaltet. In den letzten Jahren ist die Pokervariante Texas Hold'em, bei dem jeder Spieler zufällig aus dem Kartensatz zwei Karten erhält und fünf weitere Karten in drei Stufen nacheinander aufgedeckt werden, besonders beliebt geworden. Sowohl die legalen Spielcasinos als auch die illegalen internationalen Internetanbieter wie z. B. Poker Stars reiten auf der Pokerwelle, die verschiedene Ursachen hat. Zu nennen sind vor allem die wirksamen Restriktionen der amerikanischen Behörden gegen Online-Glücksspiele (UIGEA: Unlawful Internet Gambling Enforcement Act). So wurde es Finanzdienstleistern untersagt, Geschäfte mit Online-Glücksspielanbietern zu tätigen. Die betroffenen Unternehmen haben sich daraufhin auf Europa und Asien ausgerichtet und neue Märkte erschlossen, die offensiv durch internationale Pokerturniere und Fernsehübertragungen beworben werden.

Geldspielautomaten mit Gewinnmöglichkeit

Geldspielautomaten mit Gewinnmöglichkeit, die in gastronomischen Betrieben und Spielhallen aufgestellt sind, zählen, wie bereits erwähnt, offiziell nicht zu den Glücksspielen. Sie gelten als Unterhaltungsgeräte und sind dem Gewerberecht zugeordnet. Daher zahlen die Betreiber lediglich Umsatz-, Vergnügungs-, Gewerbe- und Körperschafts- beziehungsweise Einkommenssteuer. Nach eigenen Angaben hat die Unterhaltungsautomatenbranche im Jahr 2008 circa 1,25 Mrd. Euro Steuern und Abgaben an den Staat abgeführt. Bundesweit sind rund 225.000 derartige Geldspielautomaten aufgestellt. Mehrheitlich spielen jüngere Männer an diesen Geräten. Diese sind so konstruiert, dass sie dem Glücksspieler das Gefühl geben, in den elektronisch gesteuerten Spielablauf eingreifen zu können. Häufige Beinahe-Gewinne nähren die Illusion, dem „Glück" ganz nah zu sein und das Risikospiel, in dem erzielte Gewinne nach dem „Alles-oder-Nichts-Prinzip" riskiert werden können, sorgt für die gewünschte Spannung. Während des Spiels wird der Automat zum fiktiven Ersatzpartner. Die Glücksspieler reden mit ihm, streicheln ihn und manchmal wird er auch geschlagen.

Nach der letzten Novellierung der Spielverordnung (SpielV), die am 1.1.2006 in Kraft trat, kostet ein Spiel 20 Cent und dauert statt zwölf nur noch fünf Sekunden. Der Gewinn beträgt 2 Euro. Die Geräte machen nach einer Stunde ununterbrochener Spielzeit eine fünfminütige Pause. Die maximale Verlustmöglichkeit wurde von 58 auf 80 Euro pro Stunde erhöht und die maximale Gewinnmöglichkeit liegt bei 500 Euro. Pro Spielhallenkonzession können nunmehr zwölf statt bisher zehn Geldspielautomaten aufgestellte werden (in gastronomischen Betrieben drei statt bisher zwei Geräte).

Mit dieser Neufassung der Spielverordnung ist das zuständige Bundeswirtschaftsministerium den Vorstellungen der gewerblichen Automatenindustrie sehr entgegen gekommen. Diese günstigen Rahmenbedingungen lassen sich an den gestiegenen Umsatzzahlen ablesen. Sie stiegen von 5,88 Mrd. Euro in 2005 auf 8,13 Mrd. Euro in 2008. Dies entspricht einer Steigerungsrate von 38,3 Prozent. Ursächlich für das hohe Umsatzwachstum ist sowohl die größere Verfügbarkeit des Angebotes als auch die „kreative" Auslegung und Umsetzung der Spielverordnung durch die Automatenindustrie. So bieten die Geräte der neuen Generation die Möglichkeit, die Geldeinsätze in Punkte und zurück in Geld zu verwandeln. Das Spielereignis, mit den in der SpielV festgelegten Rahmenbedingungen, bezieht sich somit nur noch auf diesen Umwandlungsprozess. Ist das Geld einmal in Punkte umgewandelt, ist es problemlos möglich schneller und mit höheren Einsatz- und Gewinnmöglichkeiten zu spielen. Dies führt auf Seiten der Spieler zu entsprechend höheren Verlusten. Als Illustration sei auf den bereits erwähnten Feldversuch von Meyer verwiesen, bei dem ein Testspieler innerhalb von fünf Stunden und 37 Minuten 1.450 Euro verspielen konnte.

> Gerhard Stratthaus (CDU), von 1998 bis 2008 Finanzminister von Baden-Württemberg, äußerte sich in einem Panorama Interview offen zur Novellierung der Spielverordnung: „Man wollte die Möglichkeit geben, dass die Automatenindustrie eben hier tatsächlich bessere Geschäfte macht. In der Tat."
> Panorama vom 10.08.2006

Die in Spielhallen und Spielcasinos aufgestellten Geräte werden sich immer ähnlicher. Fand man in Spielhallen früher an der Wand hängende Geräte mit rotierenden Walzen- bzw. Scheiben, so sind es heute Standgeräte, bei denen man mittels Touchscreen aus einer Fülle von Spielen auswählen kann (Multigambler).

In den letzten Jahren entstehen zunehmend so genannte Entertainmentcenter. Hierbei handelt es sich um Spielhallenkomplexe mit mehreren Konzessionen, die von den Betreibern auch als Casinos bezeichnet werden. Der Gesetzgeber hat es bislang versäumt, dieser Entwicklung Einhalt zu gebieten. Er lässt zu, dass sich neben dem staatlichen Glücksspielmarkt ein gewerblicher Glücksspielmarkt etabliert hat, der davon profitiert, dass die Spielerschutzvorschriften des GlüStV hier keine Geltung haben.

In den Beratungsstellen und Fachkliniken stellen die Geldspielautomatenspieler nach wie vor die größte Gruppe dar. Nach einer repräsentativen, bundesweiten Studie (Denzer et. al., 1995) von 558 beratenen und behandelten Glücksspielsüchtigen gaben 70 Prozent diese gewerblichen Geldspielautomaten als die Glücksspielart an, die zu ihrem Problem geführt hat. Dieser Befund wurde inzwischen wiederholt an ähnlichen Stichproben bestätigt (z. B. Meyer und Hayer, 2005).

Börsenspiele

Unter „Börsenspielen" versteht man nach Kostolany (2000) hoch riskante und kurzfristige Zufallswetten an der Börse. Dabei wird versucht von kleinsten Kursbewegungen, die zufallsbedingt um den langfristigen Kurstrend variieren, zu profitieren. Als eine Form kann das Day-Trading genannt werden, bei dem innerhalb eines Tages zum Beispiel auf Währungsschwankungen gewettet wird. Davon abzugrenzen sind Börsenspekulationen, bei denen nicht auf den Zufall gesetzt wird, sondern auf dem Hintergrund von Fachwissen mehr oder minder riskante Entscheidungen getroffen werden.

Inzwischen ist es jeder Privatperson durch das Internet möglich in Echtzeit mittels entsprechender Computerprogramme solche Geschäfte abzuschließen. In Beratungs- und Behandlungseinrichtungen tauchen solche Glücksspieler bisher jedoch nur als Einzelfälle auf.

8 Wie entsteht problematisches Glücksspielen?

Niemand hat gleich zu Anfang Probleme mit dem Glücksspielen. Meistens fängt es ganz harmlos an: Als angenehm empfundene Freizeitbeschäftigung, verbunden mit „ein wenig Nervenkitzel". Die Geldeinsätze sind zunächst gering, und wer freut sich nicht über einen unerwarteten Gewinn. Bei den meisten Menschen bleibt es dabei. Bei einigen geht es jedoch weiter. Oft sagen sie im Nachhinein: „Für mich war es Pech, dass ich am Anfang gewonnen habe".

Sie versuchen das anfängliche Gewinnerlebnis zu wiederholen. Sie möchten, dass Fortuna ihnen wieder und wieder gewogen ist. Sie nehmen immer häufiger an Glücksspielen teil und auch die Einsätze, die gewagt werden, steigen. Mit zunehmender Bindung an das Glücksspielen werden die Spielphasen immer länger. Diese Glücksspieler machen die Erfahrung, dass sie mit Hilfe des Glücksspielens aus dem Alltag „aussteigen" können, dass sich Stress und Konflikte zumindest für die Dauer des Spiels „wegdaddeln" lassen, dass es erregend ist, den Apparat „hoch zu drücken" oder auf die „richtige" Zahl zu tippen. Während des Spielens fühlen sie sich entspannt, frei und wohl. Gewinne stärken das Selbstwertgefühl und werden nie dem Zufall, immer den eigenen Fähigkeiten zugeschrieben.

„Endlich habe ich das richtige System, die richtige Kleidung, einen guten Lauf, ein gutes Händchen ...".

Genau umgekehrt ist es bei den Verlusten. Sie lösen schwer ertragbare Gefühle wie Ärger, Wut, Schuld und Scham aus. Dies führt dazu, dass die eigene Beteiligung an den erlittenen Verlusten geleugnet wird, sie werden eher auf äußere Umstände geschoben. Angeführt werden abergläubische und irrationale Erklärungen, wie die Anwesenheit bestimmter Personen, die Tagesform, eine vermeintliche Pechsträhne bis hin zu der Tatsache, dass der Stammparkplatz vor der Spielstätte besetzt war. Dostojewski zum Beispiel machte das Parfum einer neben ihm stehenden Dame für seine Verluste verantwortlich. Er habe nicht gut spielen können, weil ihn das Parfum verrückt gemacht habe, schrieb er an seine Frau Anna Grigorjewna Snitleina.

> „Auf anhaltende Verluste reagieren Spieler meist irrational: Sie schimpfen und hadern, als handele es sich um reale Vorgänge, als sei ein Verlust von irgendeinem Schicksal speziell für sie ausgedacht worden, oder als hätte das Casino als Institution oder gar einzelne Croupiers gerade und besonders etwas gegen sie. So reagieren sie oft ganz persönlich, meiden bestimmte Croupiers und bevorzugen andere" (Varnholt, 2001, S. 56).

Halt! Jetzt fängt es an, gefährlich zu werden. Wer es zu diesem Zeitpunkt nicht schafft, auszusteigen, geht das Risiko ein, „heiß zu laufen". Oder anders gesagt: Es besteht die Gefahr, die Kontrolle über das Glücksspielen einzubüßen, wenn es mehr und mehr zur Gewohnheit wird, wenn es mehr und mehr in den Tagesablauf integriert wird.

> „Wenn ich erst mal angefangen habe, höre ich mit dem verdammten Spiel nicht mehr auf, bis ich pleite bin."
>
> „Ich kann das Geld einfach nicht festhalten."
>
> „Verliere ich, will ich sofort alles zurückgewinnen."
>
> „Gewinne ich, will ich noch mehr", so lauten typische Beschreibungen von Betroffenen.

Weshalb wird weitergespielt?

Zunächst erscheint es verwunderlich, dass trotz der zunehmend negativen Bilanz des Glücksspielverhaltens diese selbstzerstörerische Aktivität aufrechterhalten wird. Glücksspieler berichten sogar immer wieder darüber, dass sie nach einer Verlustphase, wenn das Geld verspielt ist, für eine kurze Zeit so etwas wie ein Erleichterungsgefühl empfinden.

Die Weltgesundheitsorganisation (WHO) definiert das „pathologische Glücksspielen" als ein andauerndes, wiederkehrendes und oft noch gesteigertes Glücksspielverhalten trotz negativer persönlicher und sozialer Konsequenzen wie Verschuldung, Zerrüttung der familiären Beziehungen und Beeinträchtigung der beruflichen Entwicklung.

Der immer bedrängendere Alltag mit seinen Schulden und den belastenden familiären Kontakten führt zu einem ansteigenden Stresspegel. Die Folge ist die verstärkte Flucht in das Glücksspielen, um „abschalten" zu können oder – wie von Roulettespielern bekannt – kurzfristig in eine andere Rolle zu schlüpfen beziehungsweise eine andere Identität anzunehmen. Ein Kreislauf ohne Ende. Probleme und Schwierigkeiten vor Beginn der Glücksspielerkarriere und neue, durch das Glücksspielen entstandene, verdichten sich zur Glücksspielsucht.

Vom Betroffenen wird dies als ein unwiderstehliches Verlangen (so genannter Spieldruck) erlebt, der zur Aufrechterhaltung des Glücksspielverhaltens führt.

Dieses süchtige Glücksspielen ist durch eine Einschränkung der Selbstkontrolle und eine Vielzahl irrationaler Einstellungen gekennzeichnet.

Im Zentrum steht die so genannte Aufholjagd, das heißt die feste Überzeugung, durch häufigeres und intensiveres Glücksspielen bereits eingetretene Verluste ausgleichen zu können. Dabei werden die Ergebnisse des Glücksspielens falsch bewertet, indem Gewinne überbetont und Verluste ausgeklammert werden. Es besteht die falsche Annahme, das Glücksspielergebnis aufgrund vorangegangener Spielausgänge zu eigenen Gunsten vorhersehen und damit beeinflussen zu können. Genannt sei an dieser Stelle der so genannte Monte-Carlo-Effekt, der bei Roulettespielern auftritt: Wenn zehnmal hintereinander schwarz gekommen ist, dann muss jetzt rot kommen. Dabei wird übersehen, dass eine Roulettekugel kein Gedächtnis hat, hier gelten ausschließlich die Gesetze der Wahrscheinlichkeitstheorie. In Spielbanken wird dieses „fehlerhafte Denken", das übrigens nicht nur bei Süchtigen, sondern auch bei gelegentlichen Glücksspielern auftritt, aktiv unterstützt, indem man die Permanenzen (Liste der zuletzt eingetroffenen Zahlen) jedes Tisches auf einer elektronischen Tafel bzw. illegal im Internet bekannt gibt.

Glücksspieler neigen zudem besonders ausgeprägt zu so genannten Kontrollillusionen: Sie glauben Einfluss auf etwas zu haben, was sich objektiv nicht beeinflussen lässt. Sie nehmen auch in Situationen, die sich völlig ihrer Kontrolle entziehen an, dass ihr eigenes Verhalten beziehungsweise ihre Fähigkeiten den Ausgang des Ereignisses bestimmen können. Dieses aus der Alltagspsychologie bekannte Phänomen wird Glücksspielern zum Verhängnis, wenn sie solche Annahmen auf das zufallsbedingte Glücksspielen übertragen. So sind Automatenspieler zum Beispiel fest davon überzeugt, hören zu können, ob ein Automat so voll ist, dass er demnächst „schmeißt", also einen Gewinn ausspielt. Außerdem glauben sie häufig, durch Drücken der Tasten genau bei bestimmten Ton- oder Lichtsignalen ein positives Ereignis hervorrufen zu können. Die Glücksspielanbieter nutzen diese verzerrte Wahrnehmung für sich: Der Geldspielautomatenspieler kann auf verschiedene Tasten drücken, deren Betätigung keinerlei Einfluss auf das Spielergebnis hat, das ist nämlich vorprogrammiert.

Schließlich scheint auch die so genannte Gefangennahme zur Aufrechterhaltung des verlustreichen Glücksspielens zu führen. Man versteht darunter das allgemein bekannte Phänomen, an Verhaltensweisen und Lebensumständen trotz bestehender Nachteile festzuhalten, da man bereits sehr viel investiert hat. Ein Beispiel aus dem Alltag, das jeder kennt: Je länger man schon an einer Haltestelle steht und vergeblich auf den Bus wartet, desto weniger ist man geneigt zu gehen, aus Angst beim Weitergehen doch noch unerwartet von einem Bus überholt zu werden. Ähnlich geht es dem Glücksspieler: Je mehr er bereits investiert hat, desto weniger kann er vom Glücksspielen lassen. Er investiert im Laufe seiner Karriere nicht nur sehr viel Geld, sondern auch vielfältige Gefühle, was seinen glücksspielbezogenen Lebensstil letztlich immer mehr verfestigt.

Ein Beispiel für das Muster der Gefangennahme ist der so genannte Sturtipp. Wer jahrelang zum Beispiel beim Lotto die gleichen Zahlen spielt, kann nicht mehr aufhören, Pause machen oder die Zahlen wechseln, da er fürchtet, dass der Gewinn doch noch eintritt.

Am Rande bemerkt: Dieses Phänomen des „Sich-Gefangen-Fühlens" kennen Angehörige von Glücksspielsüchtigen auch sehr gut. Sie sagen sich: „Jetzt habe ich schon so viel für unsere Beziehung getan und auch viel erlitten, jetzt kann ich ihn/sie nicht verlassen. Die ,Investitionen' müssen sich ja irgendwann mal auszahlen."

Ein weiterer Glücksspielerirrtum besteht in der Interpretation von so genannten Beinahe-Gewinnen. Die im Alltag überaus sinnvolle Einstellung beispielsweise zu sagen: „Ich habe es fast geschafft, wenn ich weiterhin übe, schaffe ich es noch" macht in Bezug auf Glücksspiele keinen Sinn. Wenn die vier gezogen wird, haben alle anderen Zahlen verloren. Auch die drei und die fünf oder, übertragen auf das Roulettespiel, die 26 und die 35. Verloren ist verloren.

Wer ist besonders gefährdet?

Jeder, der am Glücksspiel teilnimmt, sollte sich bewusst machen, dass es sich nicht um eine „normale", völlig ungefährliche Art der Freizeitgestaltung handelt. Vom Glücksspiel gehen besondere Gefahren aus, das ist auch der Grund für die relativ strengen gesetzlichen Vorgaben. Außerdem ist bekannt, dass das Glücksspielangebot eine große Rolle spielt. Gibt es ein großes Angebot, an dem viele Menschen teilnehmen, erhöht sich sowohl die Zahl der problematischen als auch die Zahl der pathologischen Glücksspieler. Aus suchtpolitischer Sicht ist daher immer ein kleiner, streng regulierter Glücksspielmarkt zu bevorzugen.

Es ist in der Regel nur ein Teil der Bevölkerung, der problematische oder gar krankhafte Formen des Glücksspielens aufweist. Dabei handelt es sich um Personen, die aufgrund ihrer psychischen Veranlagung und/oder ihrer schwierigen sozialen, familiären oder beruflichen Lebenssituation eine Anfälligkeit aufweisen. Gefährdet sind auch Jugendliche und junge Menschen, die ihre Entwicklung noch nicht beendet haben.

Bei Glücksspielsüchtigen finden wir häufig Personen, die ein sehr negatives Selbstwertgefühl aufweisen, negative Gefühle schlecht ertragen können und Schwierigkeiten in nahen Beziehungen haben (Petry, 2003). Ebenfalls häufiger ist das krankhafte Glücksspielen mit sozialer Vereinsamung, familiär belastenden Erfahrungen, beruflichen Problemen und sozialer Benachteiligung verbunden. Für diese Personen bietet die Spielhalle oder das Casino eine Möglichkeit sich ihrer scheinbar nicht bewältigbaren Lebenssituation vorübergehend entziehen zu können. Der Geldautomatenspieler in Spielhallen beschreibt dies als ein „Abschalten" von beruflichem und privatem Stress und der Casinospieler als einen Rollenwechsel, der es ihm ermöglicht, sich vorübergehend als eine starke, angesehene Person zu fühlen.

9 Woran erkennt man problematisches oder süchtiges Glücksspielverhalten?

Äußerlich sind Glücksspieler kaum zu erkennen. Ihnen fehlen körperliche Auffälligkeiten, wie zum Beispiel die Fahne des Alkoholkranken. Dieser Umstand ermöglicht den Betroffenen, sich selbst und andere sehr lange über die wahre Situation hinwegzutäuschen. Und dies erklärt auch, warum selbst nahe Angehörige oft erst spät bemerken, welcher Konfliktstoff sich hier angesammelt hat.

Tabelle 3: Anzeichen für ein problematisches oder süchtiges Glücksspielverhalten bei einem Freund oder einem Familienmitglied

Woran erkennt man einen problematischen/süchtigen Glücksspieler:

- Keine Zeit und kein Geld,
- unerklärliche Abwesenheitszeiten von der Arbeit oder von zu Hause,
- ständig knapp bei Kasse sein, obwohl ein regelmäßiges Einkommen da ist,
- Nichteinhalten von Terminen,
- starke Stimmungsschwankungen,
- Wahl des Urlaubzieles wird davon abhängig gemacht, ob vor Ort ein Casino oder eine Rennbahn ist,
- Eröffnen weiterer Konten,
- Geldleihen im Freundeskreis,
- Kreditaufnahmen, ohne etwas anzuschaffen,
- Verkauf von persönlichen Wertgegenständen,
- Verschwinden von Geldbeträgen.

Da die aufgeführten Punkte auch Anzeichen anderer Probleme oder Störungen sein können, empfiehlt es sich, zusätzlich auf erprobte Kriterien zurückzugreifen, um ein eventuell vorhandenes Suchtproblem zu erkennen. Ein von den Anonymen Spielern entwickelter Fragenkatalog kann hier für den Betroffenen und seine Angehörigen eine erste Klärung bringen.

Ein Problem mit dem Glücksspielen hat:

(1) Wer jemals seine Arbeit versäumt hat, um am Glücksspiel teilzunehmen.

(2) Wer durch das Glücksspielen familiäre Missstände ausgelöst hat.

(3) Wer nach dem Glücksspielen „Katzenjammer" beziehungsweise ein schlechtes Gewissen hat.

(4) Wer schon mit dem Vorsatz gespielt hat, mit dem Gewinn Schulden zu begleichen oder andere finanzielle Probleme zu lösen.

(5) Wer seinen Verlust sofort zurückgewinnen will.

(6) Wer nach einem Gewinn weitermacht, weil er noch mehr gewinnen möchte.

(7) Wer schon so lange gespielt hat, bis er kein Geld mehr hatte.

(8) Wer schon andere angepumpt hat, um am Glücksspiel teilnehmen zu können.

(9) Wer Kredite „laufen" hat, die mit dem Glücksspielen zusammenhängen.

(10) Wer eigene Sachen verkauft, um an „Spielgeld" heranzukommen.

(11) Wer Schwierigkeiten hat, frei verfügbares Geld für etwas anderes auszugeben.

(12) Wer kaum noch Interesse an seiner Umgebung hat.

(13) Wer bemerkt, dass er beim Glücksspielen zeitliche Einschränkungen nicht mehr einhält und länger spielt, als er sich vorgenommen hat.

(14) Wer unruhig oder aggressiv wird, wenn er keine Gelegenheit zum Glücksspielen findet.

(15) Wer gedanklich oder real die Möglichkeiten ungesetzlicher „Finanzierung" erwägt.

(16) Wer spielt, um sich Glücksgefühle zu verschaffen.

(17) Wer spielen geht, um Sorgen, Ärger oder Frustration zu vergessen.

(18) Wer spürt, dass er sich und andere schädigt und trotzdem weiter spielt.

(19) Wer trotz fester Absichten, nicht zu spielen, es viele Male dennoch getan hat.

(20) Wer schon wegen des Glücksspielens Selbstmordgedanken hatte oder bereits einen Selbstmordversuch unternommen hat.

Auswertung:

Wer *drei* oder mehr *Aussagen* bejaht, sollte sein Glücksspielverhalten und seine Lebenssituation überdenken. Es besteht ein deutlicher Hinweis, dass sich das Glücksspielen bereits zu einem ernsthaften Problem entwickelt hat.

Wer mehr als *sieben* dieser *Aussagen* bejaht, sollte möglichst bald eine Selbsthilfegruppe oder eine Beratungsstelle aufsuchen. Die Wahrscheinlichkeit, dass eine Glücksspielsucht vorliegt, ist sehr hoch.

Eine professionelle Abklärung der Diagnose[3] kann u. a. mit dem Diagnoseschlüssel der Amerikanisch Psychiatrischen Gesellschaft (APA) erfolgen. Das „Pathologische Glückspielen" wurde bereits 1980 als eigenständiges Störungsbild in dieses internationale psychiatrische Klassifikationssystem aufgenommen. Die derzeit gültige deutsche Version des „Diagnostischen und statistischen Manuals psychischer Störungen" (DSM IV) definiert das pathologische Glücksspielverhalten als andauerndes und wiederkehrendes fehlangepasstes Spielverhalten, was sich in *mindestens fünf* der folgenden Merkmale ausdrückt:

(1) Ist stark eingenommen vom Glücksspiel (z. B. starkes Beschäftigtsein mit gedanklichem Nacherleben vergangener Spielerfahrungen, mit Verhindern oder Planen der nächsten Spielunternehmungen, Nachdenken über Wege, Geld zum Spielen zu beschaffen);

---

[3] Hinzugezogen werden kann noch der von Petry (2003) entwickelte Kurzfragebogen zum Glücksspielverhalten (KFG).

(2) muss mit immer höheren Einsätzen spielen, um die gewünschte Erregung zu erreichen;

(3) hat wiederholt erfolglose Versuche unternommen, das Spielen zu kontrollieren, einzuschränken oder aufzugeben;

(4) ist unruhig und gereizt beim Versuch, das Spielen einzuschränken oder aufzugeben;

(5) spielt, um Problemen zu entkommen oder um eine dysphorische Stimmung (z. B. Gefühle von Hilflosigkeit, Schuld, Angst, Depression) zu erleichtern;

(6) kehrt, nachdem er beim Glücksspiel Geld verloren hat, oft am nächsten Tag zurück, um den Verlust auszugleichen (dem Verlust „hinterherjagen");

(7) belügt Familienmitglieder, den Therapeuten oder andere, um das Ausmaß seiner Verstrickung in das Spielen zu vertuschen;

(8) hat illegale Handlungen wie Fälschung, Betrug, Diebstahl oder Unterschlagung begangen, um das Spielen zu finanzieren;

(9) hat eine wichtige Beziehung, seinen Arbeitsplatz, Ausbildungs- oder Aufstiegschancen wegen des Spielens gefährdet oder verloren,

(10) verlässt sich darauf, dass andere ihm Geld bereitstellen, um die durch das Spielen verursachte hoffnungslose finanzielle Situation zu überwinden.

10 Wie verläuft eine „Glücksspielerkarriere"?

Einige Verhaltensweisen und Erlebniszustände sind bei Glücksspiel-süchtigen immer wieder anzutreffen. Der nachfolgende Katalog versucht, diese charakteristischen Besonderheiten in der Reihenfolge ihres zeitlichen Auftretens zu gliedern. Natürlich verlaufen Glücksspielerkarrieren nicht alle nach dem gleichen Muster, dazu sind die persönlichen Voraussetzungen zu unterschiedlich. So beginnt zum Beispiel die Laufbahn weiblicher Glücksspieler in der Regel später, sie starten vergleichsweise seltener mit einem großen Anfangsgewinn (Big-Win-Erlebnis), sie sind geringer verschuldet und die Motive des Glücksspielens liegen stärker im familiären Bereich.

Die angesprochenen Stationen eines Glücksspielerlebens werden deshalb auch nicht für jeden in allen Punkten und genau in dieser Reihenfolge zutreffen; gleichwohl geben sie vielleicht Anstöße, über die eigene „Karriere" nachzudenken.

(1) Erster, eher zufälliger Kontakt mit einem Glücksspiel.

(2) Erste größere Gewinne werden als positiv erlebt und führen zu Wiederholungen (Big-Win-Erlebnis).

(3) Erste finanzielle Verluste entstehen und werden bagatellisiert.

(4) Gelegentliche Gewinne scheinen die Verluste auszugleichen.

(5) Die Besuche in den Spielstätten werden häufiger, die Einsätze steigen.

(6) Es erfolgt der Versuch, die erlittenen Verluste durch vermehrtes Spielen zurückzugewinnen.

(7) Da die Verluste größer werden, wird angefangen, diese Besuche zu verheimlichen.

(8) Die Gedanken kreisen immer stärker um das Glücksspielen.

(9) Jede freie Minute wird nach Möglichkeit zum Glücksspielen verwendet.

(10) Zusätzliche Geldquellen „müssen" erschlossen werden.

(11) Jegliches Geld wird zum „Spielgeld".

(12) Nach Glücksspielphasen stellt sich ein Katzenjammer ein.

(13) Gute Vorsätze, nur noch zu bestimmten Zeiten und mit bestimmten Summen zu spielen, schlagen fehl.

(14) Schulden und kein Ende ...

(15) Träumen von den Gewinnen, die alles zum Guten wenden.

(16) Zunehmende Unfähigkeit, mit dem Glücksspielen aufzuhören, solange noch Geld verfügbar ist.

(17) Psychischer und sozialer Druck verstärken sich immer mehr.

(18) Versuche, mit dem Glücksspielen aufzuhören, enden mit wiederholten Rückfällen.

(19) Die Isolierung von Familie und Freunden nimmt zu.

(20) Das Glücksspielen wird zum zentralen Punkt im Leben.

(21) Oftmals tagelanges Glücksspielen.

(22) Der Glücksspieler verliert sich und seine soziale Umgebung völlig aus den Augen.

(23) „Rien ne va plus" – „Nichts geht mehr".

(24) Der Verlierer gesteht seine Niederlage ein.

Der beschriebene Prozess sollte nicht so verstanden werden, dass man erst alle Stationen durchlaufen haben muss, um auszusteigen. Man muss auch nicht „ganz unten" sein, um den Weg aus der Sucht heraus zu finden. Das Erleben eines „Tiefpunktes" ist eine sehr persönliche Angelegenheit und verläuft nicht nach einem vorgegebenen Schema. Einer wacht erst auf, wenn er seine Arbeit verliert, seine Frau ihn verlässt oder die Wohnung aufgrund der Mietschulden gekündigt wird. Ein anderer unterbricht den Kreislauf, wenn er sich dabei ertappt, dass er in Gedanken das Sparbuch seines Sohnes plündert, um an „Spielgeld" zu kommen. Ein Dritter steigt aus, wenn er wahrnimmt, wie eingleisig sein Leben in den letzten Jahren geworden ist.

11 Weshalb ist es unmöglich, vom Verlierer zum Sieger zu werden?

„Heute bereue ich sehr, dass ich Anke, meine große Liebe, so behandelt habe. Ich steckte so im Chaos, da habe ich alles vermasselt. Ich habe sie angelogen, habe ihr nichts von meinen Problemen erzählt. Wer weiß, vielleicht hätte sie ja zu mir gestanden und mir geholfen. Aber stattdessen habe ich so getan, als ginge es mir supergut. Ich habe ein richtiges Doppelleben geführt und war ein erstklassiger Lügner. Ich habe sie so oft allein gelassen, das tut mir im Nachhinein mehr Leid als jeder Diebstahl. Sie hat versucht, alles richtig zu machen, so wie Menschen das halt tun, die verliebt sind. Aber sie wusste nicht, was los war. Am Ende habe ich sie verloren, weil sie dachte, ich würde sie nicht lieben. Ich hatte einfach nicht die Courage zu sagen: ‚Hör zu, ich stecke ganz tief in der Scheiße‘. Sie hat mich in dem Glauben verlassen, dass mit ihr etwas nicht stimmt."

Robert K. 37 Jahre alt, Versicherungsvertreter

Der Glücksspieler möchte so gerne Sieger sein im Spiel um das „Glück": Der coole, gelassene Typ, der mit großer Risikobereitschaft wagt und gewinnt. Und dies ist natürlich verbunden mit einer Steigerung seines Selbstwertgefühls und der Wertschätzung und Anerkennung durch die Familie und den Freundeskreis. Die Anonymen Spieler (1993) haben diese Phantasiewelt sehr anschaulich beschrieben: „Viele Spieler träumen davon, viele wunderbare Dinge zu realisieren, sobald der erste große Gewinn gemacht ist. Er (der Glücksspieler) träumt, wie er seine Familie und seine Freunde mit Autos, Nerzmänteln und anderem Luxus beschenken wird. Er stellt sich vor, was für ein bequemes, angenehmes Leben er mit Hilfe der riesigen Summen, die er gewinnen wird, führen kann. Offenbar gibt es aber niemals einen Gewinn, der groß genug wäre, um wenigstens die kleinsten Träume zu verwirklichen. Wenn der süchtige Glücksspieler gewinnt, spielt er weiter, um noch größere Träume zu träumen. Wenn cr verliert, spielt er tollkühn und verzweifelt weiter und sein Elend wird bodenlos, während seine Traumwelt zusammenbricht. So unglaublich es ist: Er ist davon überzeugt, dass seine großen Träume

eines Tages Wirklichkeit werden. Er glaubt fest daran, denn ohne diese
Träume wäre das Leben für ihn unerträglich" (Düffort, 1986: S. 13).

> „Meine Gedanken hatten sich ganz auf den großen Hauptgewinn
> konzentriert. Ich träumte von fünfzigtausend … Drei Siebenen hat-
> te ich ja schon so oft gehabt, dreihundertfünfundsiebzig brachte das,
> aber ich war jetzt ein gutes halbes Jahr dabei, mit mehr Tiefen als
> Höhen, und ich spürte: Nun ist es an der Zeit, mal richtig abzuräu-
> men. Ich malte mir aus, wie ich mein Bankkonto ausgleichen wür-
> de, das mit über dreitausend im Minus stand. Ich stellte mir vor,
> meine Gläubiger zum Essen einzuladen und ihnen ganz nebenbei
> einen Umschlag zu überreichen, und den Rest würde ich, heimlich
> natürlich, anlegen und dann nie wieder spielen" (Schuller, 2008:
> S. 163f).

Es ist für viele Glücksspieler sehr schwer, sich aus solchen unrealisti-
schen Vorstellungen zu befreien und die Wirklichkeit anzuerkennen.
Trotz aller gegenteiligen Erfahrungen wird am Siegermythos festgehal-
ten. Sieger sein beim Glücksspielen bedeutet eben auch die „Lösung" der
vielen anderen Probleme, mit denen ein Glücksspieler belastet ist. Was
vermittelt denn dieser Siegermythos: Besser zu sein als die anderen, zur
kleinen Gruppe der Profis zu gehören, die bequem vom Glücksspiel leben
können? Die Geschichten darüber sind häufig genug „Zockerlatein".

> „Ich wollte die Sache ja irgendwie in den Griff kriegen. In den Griff
> kriegen heißt, dass ich zwar weiterspiele, aber erfolgreich weiter-
> spiele, um dann eben wieder an Geld zu kommen, damit ich den
> ganzen Mist erst mal bezahlen kann und damit die Sorgen von der
> Familie genommen sind."
>
> Marcus L., 43 Jahre alt, Physiklehrer

Ja, und eine Sache passt ganz und gar nicht in diese geträumte Erfolgs-
story, nämlich das Wort bankrott, sozusagen am Ende sein. Man könnte
auch sagen, der „geträumte Sieger" muss den Schritt tun zum Verlierer,
der sich in die Realität begibt. Der Begriff des „permanenten Verlierers"

umfasst sowohl die Glücksspielaktivität als auch die psychische, soziale und wirtschaftliche Gesamtsituation.

Also gilt:	Aktive Glücksspieler	=	Verlierer
Oder als Umkehrung:	Abstinente Glücksspieler	=	Gewinner

Gegen diese Umkehrung wehren sich die meisten Glücksspieler, weil es das Ende ihrer Traumgeschichte bedeutet. Es beinhaltet aber gleichzeitig die Chance einer positiven Veränderung der gesamten Lebenssituation.

12 Sind nur die Glücksspielsüchtigen betroffen?

Bisher wurde nur über die direkt betroffenen Glücksspieler gesprochen. Sucht im beschriebenen Sinne schließt jedoch auch immer die Angehörigen (Kolitzus, 2008; Tillmann, 2003), die Freunde oder Arbeitskollegen mit ein. Dies wird in der therapeutischen Arbeit mit dem angesprochenen Personenkreis deutlich. Sehr häufig geht der erste Kontakt mit der Beratungsstelle von einem Angehörigen aus. Da ist dann zu hören: „Ich kann nicht mehr weiter, mein Partner spielt unentwegt. Ich wollte das am Anfang einfach nicht glauben, dass es so etwas gibt. Inzwischen geht das schon viele Jahre. Er leugnet immer noch ab, dass er ein Problem damit hat. Er lügt und streitet alles ab, selbst wenn es klare Beweise gibt. Ich glaube nichts mehr."

Spätestens an diesem Punkt möchten viele Angehörige ein Patentrezept, das ihre schwierige Lebenssituation möglichst schnell und umfassend ändert, häufig nach einer langen Vorgeschichte leidvoller Erfahrungen. Verständlich ist dieses „Anliegen" der Angehörigen schon. Nur gibt es einen solchen „problemlösenden" Ratschlag nicht, der den Partner glücksspielabstinent macht, das Vertrauen in der Familie wieder herstellt und eine Perspektive für alle Beteiligten vermittelt.

Was ist zu tun?

Zunächst sollte man sich Folgendes klar machen: Der Einzige, den ich ändern kann, bin ich selbst. Auch wenn ich es noch so gern möchte, mein Einfluss reicht nicht aus, um meinen Partner/meine Partnerin oder mein Kind vom Glücksspielen abzubringen. Die Sucht eines anderen Menschen unter Kontrolle bringen zu wollen, ist eine Illusion. Das schafft niemand.

So schmerzhaft diese Erkenntnis auch sein mag, sie ist auch entlastend. Ebenso entlastend ist es, den Krankheitswert der Glücksspielsucht zu akzeptieren. So schwer es im Einzelfall auch nachzuvollziehen ist, Glücksspielsucht ist eine behandlungsbedürftige Krankheit. Der Süchtige ist nicht willensschwach oder gar bösartig, sondern krank. Von daher sind Vorhaltungen und Vorwürfe auch nicht die geeignete Therapie.

Co-Abhängigkeit

Die Zauberformel für Angehörige von Suchtkranken lautet: Loslassen! Damit ist gemeint, die Beschützerrolle für den Suchtkranken aufzugeben und ihm die Verantwortung für sich selbst zurückzugeben. Viele Angehörige gehen so weit, sich selbst, ihre Gesundheit, ihre Interessen, ihren Beruf und ihre Freunde zu vernachlässigen, weil sie sich ausschließlich mit der Sucht des Abhängigen beschäftigen. Ihr ganzes Denken, Fühlen und Handeln kreist um den Suchtkranken, dieses Thema wird zu ihrem zentralen Lebensinhalt. Selbst wenn es um den Ausstieg aus der Sucht geht, übernehmen sie die Initiative und rufen bei Beratungsstellen oder Kliniken an, um Termine für den Partner zu vereinbaren. Dieser Weg stellt sich meist als Sackgasse heraus.

Sinnvoller ist es, Hilfe für sich selbst zu suchen. Selbsthilfegruppen und Beratungsstellen sind schließlich nicht nur für Suchtkranke, sondern auch für Angehörige zuständig. Wer als Reaktion auf diese Stress beladene Lebenssituation psychosomatische Beschwerden entwickelt oder gar zu Beruhigungsmitteln greift, kann sich auch an einen niedergelassenen Psychotherapeuten wenden. Es bringt bereits sehr viel Entlastung, mit Außenstehenden, die sich in diesem Problembereich auskennen, ohne Angst zu sprechen und zu erleben, nicht allein zu sein. Insbesondere Angehörige von Glücksspielsüchtigen, die selbst aus einer Suchtfamilie kommen, können von einer Beratung oder Behandlung profitieren, indem sie sich zum Beispiel mit Mustern ihrer Partnerwahl (erster Freund drogenabhängig, zweiter Freund Probleme mit dem Alkohol, jetziger Ehemann glücksspielsüchtig) auseinander setzen und auf diese Weise alte Verstrickungen erkennen und eventuell auflösen.

Wer in seiner Herkunftsfamilie einen suchtkranken Vater oder eine suchtkranke Mutter hatte, musste in seiner Kindheit häufig Aufgaben übernehmen und Probleme lösen, die für ein Kind eigentlich eine Nummer zu groß sind. Die Folgen dieses nicht alters- und rollengemäßen Kümmerns um das Wohl der anderen reichen häufig bis in die Gegenwart. Nicht selten stellen diese Personen die Probleme anderer in das Zentrum des eigenen Lebens, indem sie zum Beispiel einen sozialen Beruf wählen und sich einen Partner suchen, um den man sich „kümmern" muss. Letzteres kann in einigen Fällen auch eine Erklärung für die Tatsache sein, dass der erste Kontakt zum Hilfesystem häufig so aussieht, dass die Angehörigen

Termine für die Betroffenen ausmachen wollen, statt sich Beratung für die eigene Lebenssituation zu holen.

Das beschriebene Verhaltensmuster wird auch als Co-Abhängigkeit bezeichnet. Die co-abhängigen Partner eines Suchtkranken sind jedoch nicht psychisch gestört. Ihr auffälliges Verhalten ist lediglich Ausdruck ihrer Hilflosigkeit. Für den Partner eines Glücksspielsüchtigen besteht eine extreme Stresssituation, die sein seelisches Gleichgewicht gefährdet. Seine ganze Existenz ist durch das Verhalten des Partners bedroht. Es verwundert deshalb nicht, wenn er anfänglich versucht die Situation zu klären, indem er vermeintliche finanzielle Probleme durch Geldauslagen „löst". Auch die verstärkten Kontrollversuche, das zunehmende Misstrauen gegenüber dem Partner sind eine verständliche Reaktion, wenn alle Hilfsversuche fehlgeschlagen sind. Schließlich kommt er in seiner Verzweiflung in eine immer stärkere Abhängigkeit von seinem glücksspielsüchtigen Partner. Aus dieser Gesamtsituation heraus bildet sich ein Teufelskreis von wechselseitigen Vorwürfen und Schuldgefühlen sowie immer wieder neuen gescheiterten Lösungsversuchen und Enttäuschungen. Erst wenn beide Partner lernen, die Verantwortung für ihr eigenes Leben und ihr konkretes Alltagsverhalten zu übernehmen, kann sich diese Situation auflösen. Der Co-Abhängige muss lernen seinen eigenen Weg zu gehen, indem er sein Verhalten konsequent auf seine Ziele und Bedürfnisse ausrichtet.

Familientraining

Inzwischen gibt es einen psychotherapeutischen Ansatz für Angehörige von Suchtkranken (Meyers & Smith, 2007), der die Lebensqualität Mitbetroffener im sozialen Umfeld verbessern hilft und damit indirekt auch zur Motivierung des Suchtkranken beitragen kann. Das konkrete Vorgehen verbindet die beschriebenen Strategien des Co-Abhängigkeitskonzeptes mit Methoden der Gemeinde orientierten Verhaltenstherapie.

Tabelle 4: Familientraining nach Meyers und Smith (2007)

Bausteine des auf den Angehörigen bezogenen Trainings:
• Motivierung des Angehörigen zur Veränderung,
• Analyse des Verhaltens des Suchtkranken durch den Angehörigen,
• Strategien gegen Gewalt durch den Suchtkranken,
• Kommunikationstraining des Angehörigen,
• positive Verstärkung (Belohnung) des nichtsüchtigen Verhaltens des Betroffenen,
• negative Verstärkung (Bestrafung) des süchtigen Verhaltens des Betroffenen,
• Verbesserung der Lebensqualität des Angehörigen,
• Behandlungsangebote an den betroffenen Suchtkranken.

Erster Kontakt zum Hilfesystem

Es kommt nicht selten vor, dass Glücksspielsüchtige versuchen, ihre Angehörigen davon abzuhalten, Kontakt zum Hilfesystem aufzunehmen. Dies kann durch erneutes Beteuern: „Jetzt höre ich wirklich auf!", durch subtile Sabotageakte, wie eine Einladung zu einem Kurzurlaub oder zum Lieblingsitaliener ausgerechnet zum vereinbarten Beratungstermin oder durch offen ausgesprochenen Widerspruch geschehen. Hinter diesem verdeckten oder offenen Widerstand kann die Befürchtung des Süchtigen stehen, bloßgestellt, verraten oder „abgeschrieben" zu werden. Dieses Gefühl sollte möglichst angesprochen und ausgeräumt werden. Als Angehöriger eines Suchtkranken lebt man in einer schwierigen, Kräfte zehrenden Situation und hat ein Recht auf Hilfe.

Finanzen

In vielen Familien nimmt der finanzielle Aspekt der Glücksspielproblematik einen großen Raum ein. In diesem Zusammenhang werden oft bittere Erfahrungen gemacht, weil Angehörige anfangs glauben, es würde helfen, wenn sie dem Glücksspielsüchtigen Geld schenken oder leihen. „Wenn der Druck durch die Schulden weg ist, muss er nicht mehr spielen", lautet eine häufig gemachte Erklärung. Die Wirklichkeit sieht leider anders aus: Mit dem Geld unterstützt man in der Regel nicht die geliebte Person, sondern den glücksspielsüchtigen Anteil dieses Menschen. Nicht selten müssen sich Angehörige im Verlauf einer Therapie den Vorwurf anhören: „Warum hast du mich auch so lange mit Geld unterstützt und mir all meine Geschichten geglaubt?"

Tabelle 5: „Kein Kapital zum Glücksspielen!"

Für den Umgang mit Geld sollten folgende Regeln gelten:

* Kein Geld leihen,
* keine Kredite oder Bürgschaften übernehmen,
* keine Übernahme der Lebenshaltungskosten (Miete, Lebensmittel, Bekleidung, Urlaub etc.).

Von dieser klaren Regelung „Kein Kapital zum Glücksspielen!" sollte man nur abweichen, wenn man möchte, dass der Partner, die Partnerin, das Kind oder der Freund weiter am Glücksspiel teilnimmt.

Immer wieder wird deutlich, mit welchen Kraftanstrengungen die eigene Familie das „Glücksspielerproblem" vor der Umgebung verheimlicht, was durchaus im Sinne des noch aktiven Glücksspielsüchtigen liegt, da er dadurch in keine Erklärungsnot kommt und ihm weitere Geldquellen erhalten bleiben.

Kontrolle

Gerade das Fehlen charakteristischer körperlicher Symptome[4] macht es für Angehörige außerordentlich schwer, aktuelles Glücksspielen oder

---

[4] Dennoch leiden Glücksspielsüchtige häufig an psychosomatischen (Kopfschmerzen, Magenschmerzen) und psychischen Störungen (z. B. Depressionen).

Rückfälle zu erkennen. Dieser Umstand verstärkt das permanente Misstrauen gegenüber dem Betroffenen. Jede nicht kontrollierbare Abwesenheit kann deshalb beim Angehörigen bereits Auslöser für neues Misstrauen sein.

Tabelle 6: Kontrolle als falscher Weg

Hier gilt der Expertentipp:

Auch wenn Ihr Misstrauen verständlich ist und Sie dazu neigen, alles überwachen zu wollen, dieses Unterfangen wird Sie hoffnungslos überfordern. Der Glücksspieler wird mit Sicherheit Wege finden, die Überwachung zu unterlaufen. Glücksspieler sind äußerst erfindungsreich, wenn es um zwei Dinge geht: erstens um die Beschaffung von Geld und zweitens um das Verheimlichen des Glücksspielens.

Hilfreich scheint zu sein, dort, wo es durchzuhalten ist, eine klare und konsequente Position zu beziehen. In der Praxis bedeutet dies, zur Sucht und deren Konsequenzen eine eindeutige Abgrenzung vorzunehmen, dem Menschen gegenüber jedoch ein positives Angebot zu machen, wenn er sich aus dem beschriebenen Suchtkreislauf befreien möchte. Unter diesem Blickwinkel sollte also alles unterlassen werden, was den Versuch der Befreiung verhindert oder verzögert.

Konsequenz ist ja häufig das, was dem Glücksspieler fehlt. Umso wichtiger ist es, dass der mitbetroffene Angehörige es konsequent ablehnt, sich bei den vielfältigen Versuchen als Sucht stabilisierende Ergänzung „einspannen" zu lassen.

Drohungen

Ein anderer Punkt ist die Unglaubwürdigkeit des Angehörigen durch Androhungen („Wenn das noch mal vorkommt, dann ..."), die nicht wahr gemacht werden. Hier gilt die Empfehlung, nur Konsequenzen anzudrohen, die man auch einhalten kann. Wer wöchentlich mit Scheidung oder

Auszug droht, ohne dies wahr zu machen, verhält sich nicht viel anders als ein Süchtiger, der dauernd verspricht: „Jetzt höre ich aber wirklich auf!". Besser ist es, sich kleine Schritte zu überlegen, die man auch bewältigen kann und zu signalisieren, dass das, was man sagt, auch ernst zu nehmen ist. Das tut sowohl dem eigenen Selbstvertrauen als auch der Beziehung zum suchtkranken Partner gut.

Kinder

Abschließend ein Wort zur Rolle von Kindern, die gemeinsam mit einem Glücksspielsüchtigen in der Familie leben. Da die Glücksspielsucht eine sehr unauffällige Sucht ist (man riecht nichts, man sieht nichts), hält sich in vielen betroffenen Familien der Glaube, die Kinder würden von diesem Problem nichts mitbekommen. Es mag ja auch sein, dass sie sich nicht erklären können, worauf die Spannungen in der Familie zurückzuführen sind, dennoch nehmen sie diese wahr. Sie nehmen die Geldknappheit wahr, die vielen gebrochenen Versprechen, die Gefühlsschwankungen, die gereizte Stimmung und die Streitereien zwischen den Eltern. Einige Kinder solidarisieren sich in so einer schwierigen Familiensituation innerlich mit dem vermeintlich Schwächeren – in der Regel dem glücksspielenden Vater – und erleben in Bezug auf den anderen Elternteil einen Loyalitätskonflikt. Andere fühlen sich eher mit der Mutter verbunden, fühlen sich verpflichtet, sie zu trösten und kopieren deren Verhaltensweisen, indem sie zum Beispiel nach einem Rückfall mit dem (glücksspielenden) Vater nicht sprechen. Oft geben sich Kinder auch die Schuld an den familiären Problemen und versuchen, auf ihre Art zur Lösung der Konflikte beizutragen, womit sie maßlos überfordert sind. Es kann aber auch sein, dass sie kurzfristige Vorteile für sich suchen und die Eltern gegeneinander ausspielen.

Über erwachsene Kinder von Alkoholikern weiß man, dass die Probleme ihres Elternhauses viele ein Leben lang begleiten (Zobel, 2000; Arenz-Greiving, 2007). Sie sind selbst erheblich suchtgefährdet, haben Probleme mit dem Selbstwertgefühl, kümmern sich eher um andere als um sich selbst und neigen nicht selten zu komplizierten Beziehungen. Es spricht einiges dafür, dass diese Verhaltensweisen auch auf Kinder aus Familien mit einem glücksspielsüchtigen Elternteil zutreffen.

13 Hilfe – wie ist sie möglich?

Den ersten Schritt muss der Betroffene machen, aber das sagt sich so leicht. Es bedeutet das Eingestehen der Niederlage und das Ende des Siegertraumes. Voraussetzung dafür ist eine offene und kritische Wahrnehmung der Realität. Das „Verdrängungs- und Traumgebäude" muss verlassen werden, weil es die klare Sicht auf die realen Lebensumstände verhindert. Diese Lebensumstände sind häufig dadurch gekennzeichnet, dass sie nur noch teilweise der Kontrolle der Betroffenen unterliegen.

Glücksspieler stecken oftmals über viele Jahre einfach den „Kopf in den Sand", in der Hoffnung, „irgendwie" wird's schon gehen. Sie denken: „Wenn ich wirklich will, kann ich ja jederzeit aufhören, oder wenn es halt zu große Schwierigkeiten gibt, spiele ich nur noch so hoch, wie ich mir das finanziell leisten kann."

Wenn der Glücksspieler nicht gleich wieder schnurstracks in die nächste „Spielhalle" rennt, um der Realität auszuweichen, hat er schon den ersten Schritt für ein verändertes Leben getan. Mit dem Glücksspielen aufzuhören, und zwar „sofort" und „für immer und ewig", wird häufig zunächst im Alleingang beziehungsweise mit Unterstützung der Familie versucht. Diese „Selbstversuche" scheitern häufig, weil der Glücksspieler sich überfordert. Sie sind jedoch als Erfahrungen vielfach notwendig, um sich endlich eingestehen zu können: Allein ist dieses Problem nicht mehr zu bewältigen.

Nun geht es um den schon berühmten ersten Schritt in die „Öffentlichkeit" einer Selbsthilfegruppe oder Beratungsstelle. In diesem Zusammenhang gilt es zu bedenken: Wenn man etwas verändern möchte, muss man wissen, wofür die ganze Anstrengung gut ist. Was steht für diesen schweren Weg an Erstrebenswertem in Aussicht? Es muss so interessant und lohnenswert sein, dass es vom Glücksspieler als Alternative zum Glücksspielen empfunden wird. Je konkreter und realitätsnaher die Ziele sind, desto besser wirkt sich dies auf die Stabilisierung der Veränderungsmotivation aus.

Tabelle 7: Motive zum Ausstieg

Oftmals genannte Gründe für den Ausstieg aus der Glücksspielsucht sind:

- Endlich kein schlechtes Gewissen mehr haben zu müssen,
- die Familie oder Beziehung retten zu wollen,
- Freunden wieder ins Gesicht schauen zu können,
- wieder Geld für sich zur Verfügung zu haben,
- wieder Zeit zu haben für sich selbst, für Freunde und die Familie,
- wieder Interesse für Sachen zu entwickeln, die man früher gerne gemacht hat,
- endlich wieder ruhig schlafen zu können,
- Lügen adé,
- Selbstvertrauen wieder zu gewinnen.

Es gibt sehr viele unterschiedliche Ziele, die Glücksspielsüchtige mit dem Aufhören erreichen wollen. Will man sie umsetzen, hilft es, sich zu fragen, woran man merken würde, dass das Ziel erreicht ist.

Beispiel: Der Vorsatz „ich will meine Beziehung verbessern" ist zunächst abstrakt formuliert und zudem ein eher langfristiges Ziel.

Hilfreich sind in diesem Zusammenhang Fragen wie:

- Was verändert sich konkret in unserem Alltagsleben, wenn mir unsere Beziehung wieder wichtig ist?
- Woran würde mein Freund/meine Freundin erkennen, dass ich etwas für unsere Beziehung tue?
- Was kann ich heute tun, um mit der Beziehung zufriedener zu sein?

Es sollte allerdings nicht nur bei den guten Vorsätzen bleiben, sie müssen auch umgesetzt werden. Sonst ändert sich nichts. Wie heißt es so schön: Nicht an ihren Worten, an ihren Taten sollt ihr sie erkennen!

14 Welche Hilfsmöglichkeiten gibt es?

Die Suchtkrankenhilfe in Deutschland steht auf vier großen Säulen:

- niedrigschwellige Angebote (Straßensozialarbeit, Kontaktläden und -cafés, Internetforen), Onlineberatung, Telefonhotlines,
- Selbsthilfegruppen,
- Beratungsstellen,
- Fachkliniken.

Internetforen und Telefonhotlines

In den letzten Jahren sind sowohl von Betroffenen als auch von Verbänden eine Vielzahl von Internetforen für Glücksspielsüchtige und ihre Angehörigen gegründet worden. Einige haben sich nur ein paar Monate gehalten, wieder andere verzeichnen täglich einige hundert Besucher. Adressen von gut besuchten Foren werden im Anhang aufgeführt.

Auch telefonische Hilfeangebote werden sehr gut frequentiert. Hier rufen Menschen an, die vorher noch keinen Kontakt zum Suchthilfesystem hatten und sich zunächst anonym beraten lassen möchten. Besetzt sind die Telefone mit erfahrenen Suchtberaterinnen und -beratern. Die Telefonnummern der zwei größten Anbieter (Landesfachstelle Glücksspielsucht NRW, Bundeszentrale für gesundheitliche Aufklärung) sind auch auf den Spielscheinen der Lottogesellschaften aufgedruckt. Die Anrufe sind für die Anrufer kostenfrei.

Infoline Glücksspielsucht NRW	0800 077 6611
Glücksspielsuchttelefon der BZgA	0800 137 2700

Selbsthilfegruppen für Glücksspielsüchtige

Selbsthilfegruppen leisten vor allem bei Alkohol-, Drogen- und Medikamentenabhängigen einen wichtigen Beitrag innerhalb der Suchtkrankenhilfe. Professionelle Hilfe und Selbsthilfegruppen ergänzen einander. Beide sind Partner, die mit ihren unterschiedlichen Ansätzen ein breites Spektrum von Hilfemöglichkeiten eröffnen. Ohne die große Zahl von

Selbsthilfegruppen wäre ein flächendeckendes Angebot für Suchtkranke nicht möglich. Das Wichtigste jedoch, was durch diese Form der Gruppenarbeit angeboten wird, ist ein erfahrbares Erlebnis von Solidarität unter Suchtkranken. Unabhängig von sozialer Stellung und Weltanschauung haben Abhängige hier ein Forum, in dem sie nicht auf Vorurteile treffen, sondern Verständnis und Unterstützung erwarten können. Dies trifft auch auf Gruppen für Glücksspielsüchtige und deren Angehörige zu.

Der Betroffene erkennt, dass er seinen „Leidensweg" in Teilen auch bei den anderen wiederfindet. In der Auseinandersetzung mit den Mitbetroffenen bietet sich für jeden die Möglichkeit, den mit Anstrengung verbundenen Weg der Glücksspielabstinenz durchzuhalten. Durch die Konfrontation von Betroffenen mit Gruppenmitgliedern, die schon länger glücksspielfrei leben, entsteht eine für beide Seiten fruchtbare Spannung. Die einen lernen von den Erfahrungen der „Alten", die durch ihr Modell der gefestigten Glücksspielabstinenz zeigen, dass dies möglich ist, während die anderen durch das Erlebnis der noch akut Abhängigen sich davor schützen können, nachlässig oder gar überheblich gegenüber der eigenen Suchtproblematik zu werden. Im Gegensatz zu den Gruppen für Alkohol-, Drogen und Medikamentenabhängige ist das Netz der Glücksspielergruppen noch relativ klein. Bundesweit gibt es derzeit circa 150 Gruppen der Anonymen Spieler, die nach ähnlichen Prinzipien arbeiten wie die Anonymen Alkoholiker und eine unbekannte Anzahl von Gruppen anderer Selbsthilfeorganisationen (z. B. Blaues Kreuz, Kreuzbund etc.), sowie Gruppen, die an Beratungsstellen angeschlossen sind und keiner Dachorganisation angehören. Auch für Angehörige von Glücksspielsüchtigen gibt es inzwischen in vielen Städten eigene Gruppenangebote.

Die Gruppe ist ein gutes Übungsfeld für soziales Lernen. Hier trifft man auf kleinstem Raum auf viele Schwierigkeiten und Probleme, die man im „richtigen Leben" auch hat.

Tabelle 8: Lernprozesse in Selbsthilfegruppen

Wenn es gut läuft, wird in der Selbsthilfegruppe Folgendes gelernt:

- Sich selbst akzeptieren,
- sich wohl fühlen,
- genießen,
- reden,
- streiten,
- Kritik annehmen und Kritik äußern,
- Lob und Anerkennung entgegennehmen,
- um Hilfe bitten,
- sich abgrenzen,
- berechtigte Ansprüche stellen,
- Ansprüche zurückweisen,
- ein Gespräch beginnen,
- ein Gespräch durchhalten,
- angenehme und unangenehme Gefühle spüren und mitteilen,
- vorausschauend planen und handeln (Janßen & Körtel, 2002: S. 25).

Abschließend sei darauf verwiesen, dass es vielen Betroffenen gelingt, allein durch den Besuch einer Selbsthilfegruppe ihr Problem dauerhaft zu überwinden.

Ambulante Beratung und Behandlung

Suchtberatungsstellen sind ein Teil des Versorgungsangebotes in unserem Gesundheitssystem. Träger dieser bundesweit rund 1.300 Einrichtungen sind zumeist Wohlfahrtsverbände wie Caritas und Diakonie, freie Träger und in einigen Regionen auch Gesundheitsämter. Die Mitarbeiter sind in der Regel Sozialarbeiter, Pädagogen oder Psychologen, manchmal auch Ärzte. Zuständig sind sie vorrangig für Alkohol-, Medikamenten- beziehungsweise Drogenabhängige und die jeweils zugehörigen Angehörigen. Einige dieser Einrichtungen bieten auch Beratung für Glücksspielsüchtige und ihre Angehörigen an, andere lehnen dies ab, weil diese Arbeit noch nicht überall ausreichend finanziert wird und es bereits für die Klientengruppen, für die sie zuständig sind, lange Wartezeiten gibt. Wieder andere bieten nur eine Krisenintervention an und vermitteln dann in stationäre Einrichtungen.

Nordrhein-Westfalen war das erste Bundesland, das Beratungsstellen gefördert hat, die über spezialisierte Angebote für Glücksspielsüchtige und ihre Angehörigen verfügen. Inzwischen wurde das Angebot weiter ausgebaut. Seit 2002 gibt es zudem eine dem Gesundheitsministerium unterstellte „Landesfachstelle Glücksspielsucht", die die Arbeit landesweit koordiniert, Veränderungen auf dem Glücksspielmarkt dokumentiert, Fortbildungsangebote macht und die Arbeit der Selbsthilfegruppen unterstützt.

Ein Meilenstein war – wie erwähnt – die 2001 von den Spitzenverbänden der Krankenkassen und Rentenversicherungsträger verabschiedeten „Empfehlungen zur ambulanten und stationären Rehabilitation bei Pathologischem Glücksspielen". Diese sehen für den ambulanten Bereich vor, dass in spezialisierten und anerkannten Einrichtungen ambulante Behandlungen durchgeführt werden können, die vom jeweils zuständigen Kostenträger (Deutsche Rentenversicherungen, Bundesknappschaft oder Krankenkasse) finanziert werden. Bislang gibt es bundesweit allerdings erst wenige Einrichtungen, die diese Anerkennung erhalten haben. In NRW, das über die größte Anzahl dieser Behandlungsstellen verfügt, haben inzwischen 12 spezialisierte Beratungszentren eine Anerkennung der Rentenversicherungsträger zur Durchführung der ambulanten Rehabilitation.

Mit Inkrafttreten des Glücksspielstaatsvertrages (GlüStV) Anfang 2008 fließen erhebliche zusätzliche öffentliche Mittel in den Ausbau des Angebotes zur Prävention und Beratung der Glücksspielsucht. In den meisten Bundesländern wurden ebenfalls koordinierende Landes(fach)-stellen Glücksspielsucht eingerichtet. Zunehmend spezialisieren sich Suchtberatungsstellen auf Klienten mit Glücksspielproblemen zur ambulanten Beratung und Nachsorge nach einer stationären Rehabilitation. Die Angebote zur ambulanten Rehabilitation sind außerhalb NRWs nur vereinzelt anzutreffen und können der steigenden Behandlungsnachfrage kaum gerecht werden.

Das Angebot erstreckt sich auf unterschiedliche ambulante Maßnahmen, insbesondere Einzel-, Paar-, Familien- und Gruppengespräche sowie spezielle Angebote wie zum Beispiel Geld- und Schuldenmanagement oder Sportgruppen. Als Erstes geht es darum, die Glücksspielabstinenz herzustellen und dauerhaft zu sichern, erst dann stehen die individuellen Entstehungsbedingungen der Sucht und daraus abgeleitete Ziele im Zentrum der therapeutischen Arbeit.

Tabelle 9: Weitergehende therapeutische Ziele

Hier einige Beispiele für Ziele, die über die Glücksspielabstinenz hinausgehen:

- Umstellung ungesunder, Stress fördernder Lebensgewohnheiten,
- Abbau von Ängsten,
- Bearbeitung von Kontaktproblemen,
- Stärkung des Selbstwertgefühls,
- Lernen, für sich und andere Verantwortung zu übernehmen.

Aber es gilt: Was sich zum Teil seit vielen Jahren verfestigt hat, kann nicht von heute auf morgen überwunden werden. Es erfordert Zeit und Geduld.

Geld- und Schuldenmanagement

Zur Beratung gehören auch die Verbesserung des alltäglichen Umgangs mit dem verfügbaren Geld und die Einleitung der Schuldenregulierung. Um notwendige Schritte beginnen zu können, wird zunächst Bilanz gezogen, das heißt, es erfolgt eine lückenlose Aufstellung der gesamten finanziellen Situation (Einnahmen und Ausgaben sowie Schulden, einschließlich Schulden bei Familienangehörigen). Was die Schuldentilgung angeht, empfiehlt sich das von den Anonymen Spielern formulierte

„Prinzip der unmittelbaren Rückzahlung". Gemeint ist, dass selbst bei sehr geringem finanziellen Handlungsspielraum kleine Beträge an private und öffentliche Gläubiger gezahlt werden. Diese Übernahme von Verantwortung wirkt sich langfristig positiv auf die Selbstwertentwicklung aus.

Um den Umgang mit Geld im Alltag zu verbessern, wird ein detaillierter Haushaltsplan erstellt. Dabei geht es unter anderem um die Ermittlung des so genannten frei verfügbaren Einkommens. Damit ist die Summe gemeint, die nach Abzug sämtlicher fixen und variablen Kosten vom vorhandenen Einkommen zur persönlichen Verfügung verbleibt. Der Glücksspielsüchtige soll langfristig selbstkontrolliert mit seinen finanziellen Mitteln umgehen. Durch Erlernen eines ausgewogenen Geldstils können bestehende Tendenzen zum geizigen Knausern oder gegenteilig zur maßlosen Verschwendung überwunden werden.

Aufklärung

Natürlich bieten die Beratungsstellen auch Informationen über alle Aspekte der Suchtgefahren an. Gerade dieser Aufklärung kommt eine besondere Bedeutung zu, denn je früher die Menschen mit den Gefahren und Risiken alltäglicher (Tabak, Alkohol) und illegaler (Cannabis, Ecstasy) Rauschmittel und der Teilnahme an Glücksspielen vertraut gemacht werden, desto besser ist die Chance eines verantwortlichen Umgangs damit.

Stationäre Behandlung

Es gibt in Deutschland inzwischen ein gutes Dutzend Fachkliniken (Suchtfachkliniken und psychosomatische Kliniken), die sich auf die Behandlung Glücksspielsüchtiger spezialisiert haben. Auch hier steigt die Behandlungsnachfrage. Leider kommt es immer noch vor, dass Patienten in Kliniken vermittelt werden, die kein spezielles Behandlungsangebot für dieses Krankheitsbild aufweisen. Daher macht es Sinn, sich vorab zu erkundigen, welche Klinik der Arzt oder die Beratungsstelle für die Behandlung empfiehlt. Der Kostenträger muss sich zwar nicht an diese Empfehlung halten, tut dies in der Regel aber, wenn die Begründung nachvollziehbar ist. Sollte es im Einzelfall zu Entscheidungen kom-

men, die den Vorschlägen des Arztes oder der Beratungsstelle widerspre-
chen, kann ein Widerspruchsverfahren eingeleitet werden. Sollte auch
dies nicht zum Erfolg führen, steht der kostenfreie Weg zum Sozialgericht offen. Inzwischen ist es sogar möglich eine Klinik auszusuchen, die
sich auf eine spezielle Untergruppe von glücksspielsüchtigen Patienten
spezialisiert hat (vgl. Petry, 2009). Die betrifft das Geschlecht (frauen-
spezifisches Angebot), Alter (Jüngere vs. Ältere), die ethnische Herkunft
(z. B. russischsprachige Glücksspieler) oder das Vorliegen einer beson-
deren weiteren psychischen Störung (ADHS, Psychose) oder speziellen
Suchterkrankung (Drogenabhängigkeit).

Tabelle 10: Merkmale einer qualifizierten Fachklinik

**Anforderungen an eine Fachklinik mit einem glücksspiel-
suchtspezifischen Behandlungsangebot:**

- Es gibt ein schriftliches Behandlungskonzept.
- Der Verzicht auf jegliche Form des Glücksspielens, das Vorge-
  hen bei Rückfällen und der Umgang mit Geld werden vertrag-
  lich vereinbart.
- Es gibt mindestens zweimal wöchentlich ein 90-minütiges
  Gruppenangebot ausschließlich für glücksspielsüchtige Patien-
  ten.
- Es gibt den Behandlungsbaustein „Geld- und Schuldenmanage-
  ment".
- Die Klinik bietet Sporttherapie, insbesondere Lauftraining, an.
- Die Hausordnung sieht das Verbot des Konsums von Alkohol,
  suchterzeugenden Medikamenten und Rauschdrogen während
  der Behandlung vor.
- Casinospieler werden gefragt, ob sie einen Antrag auf Selbst-
  sperre gestellt haben (falls dies bisher versäumt wurde, stellt die
  Klinik ein entsprechendes Antragsformular zur Verfügung).
- Die Klinik führt regelmäßig Nachbefragungen durch und veröffentlicht die Quote der erfolgreich behandelten Patienten.

Der Zugang zu einer stationären Behandlung führt über eine Beratungsstelle und in einigen Fällen auch über den Hausarzt, Facharzt für Psychiatrie oder einen niedergelassenen Psychotherapeuten. Empfehlenswert ist
der Weg über die Beratungsstelle unter Einbeziehung des Hausarztes.
Viele Menschen haben ein enges, vertrauensvolles Verhältnis zu ihrem
Hausarzt. Oft kennt er die Familie seit vielen Jahren und ist Ansprechpartner in schwierigen Situationen. Einige Ärzte haben sich in den letzten
Jahren zum Themenkomplex „Suchtmedizin" fortgebildet und können
von sich aus Erfolg versprechende Behandlungswege aufzeigen. Andere
haben keine ausreichende Kenntnis über diese Erkrankung und überwei-
sen deshalb an psychiatrisch beziehungsweise psychotherapeutisch aus-
gebildete Fachkollegen. Man sollte Verständnis für den Hausarzt haben,
wenn er sich in diesem Gebiet nicht so gut auskennt, schließlich umfasst
sein Aufgabengebiet ein riesiges Spektrum von akuten und chronischen
Erkrankungen. Im Idealfall kennt der Arzt die Strukturen der Suchtkrankenhilfe vor Ort und empfiehlt zunächst den Besuch einer Selbsthilfegruppe und Beratungsstelle.

Anschriften von Suchtberatungsstellen lassen sich auch über die
Geschäftsstellen der Krankenkassen, über das Telefonbuch, das Internet
oder die Telefonseelsorge erfragen.

Sollte eine stationäre Behandlung in Frage kommen, muss ein vorge-
schriebenes Antragsverfahren eingehalten werden. Zunächst gilt es zu
klären, wer die Kosten für die Behandlung übernimmt. In der Mehrzahl
der Fälle ist dies der zuständige Rentenversicherungsträger (DRV-Bund
oder regionale DRVen und Bundesknappschaft) oder die gesetzliche
Krankenkasse beziehungsweise das Sozialamt. Bei der Regelung der
Kostenfrage ist die Beratungsstelle behilflich. Sie hat die entsprechenden
Formulare vorrätig und gibt Hilfestellung beim Ausfüllen. Dem Antrag
muss ein ärztliches Gutachten beigefügt werden. Die Vordrucke für dieses Gutachten sind in der Beratungsstelle oder bei der Krankenkasse
erhältlich. Aus dem Gutachten muss hervorgehen, dass ein pathologisches Glücksspielverhalten vorliegt und eine stationäre Behandlung
erforderlich ist. Glücksspielsüchtige werden sowohl in Suchtfachkliniken als auch in psychosomatischen Kliniken behandelt. Die Entschei-
dung trifft der medizinische Dienst des Kostenträgers. Er orientiert sich
an den Vorschlägen aus dem ärztlichen Gutachten und an der Empfehlung der Beratungsstelle.

Tabelle 11: Antragsverfahren für die stationäre Behandlung

Das Antragsverfahren umfasst folgende Schritte:

- Antrag ausfüllen und unterschreiben,
- ärztliches Gutachten anfertigen lassen (Hausarzt oder Facharzt für Psychiatrie),
- Beratungsstelle schreibt den Sozialbericht,
- Kontakt zu einer Schuldnerberatungsstelle aufnehmen, beziehungsweise innerhalb der Beratungsstelle erste Schritte zur Schuldenregulierung einleiten,
- persönliches Schreiben zur Motivation verfassen (wird von einigen Kostenträgern verlangt, es geht um folgende Fragen: „Was erwarte ich von der Therapie? Was will ich verändern? Was habe ich bereits getan, zum Beispiel zur Schuldenregulierung?"),
- alle Unterlagen werden gesammelt und von der Beratungsstelle (oder der Krankenkasse) an den zuständigen Kostenträger geschickt (beschleunigt das Verfahren).

Die Therapiedauer beträgt in der Regel acht bis zwölf Wochen und liegt damit unter der stationären Behandlungsdauer von Alkohol- und Drogenabhängigen (16 beziehungsweise 26 Wochen), aber über der Behandlungsdauer von psychosomatisch erkrankten Patienten (vier bis sechs Wochen). Liegt eine zusätzliche Alkohol- oder eine Drogenabhängigkeit vor, gelten natürlich die genannten längeren Behandlungszeiten. Die Fachkliniken haben häufig Wartezeiten. Es empfiehlt sich, diese Zeit intensiv für die Vorbereitung auf den Klinikaufenthalt zu nutzen und weiterhin eine Selbsthilfegruppe und/oder die Beratungsstelle aufzusuchen.

15 Wie gehe ich mit einem Rückfall um?

Jeder, der einmal eine Diät gemacht hat, kennt das Problem. Mit den mühsam abgespeckten Kilos ist es nicht getan. Wer das neue „Wunschgewicht" auch längerfristig halten will, muss seine Lebens- und Ernährungsgewohnheiten grundlegend umstellen. Wer künftig einen Bogen um Sahnetorten macht und regelmäßig ins Fitnessstudio geht oder um den Block joggt, hat gute Chancen, das Erreichte zu stabilisieren. Da ist dann auch ein „kleiner Ausrutscher" in alte Verhaltensweisen keine große Katastrophe. Die Waage vermerkt den Rückfall zwar penibel, registriert aber genauso aufmerksam die Wiedergutmachung.

Wer dagegen an keiner Frittenbude vorbeikommt, auf Chips und süße Limonade nicht verzichten will und zudem sportliche Aktivitäten als grauenhaft empfindet, der kann noch so viele gut gemeinte Diäten ausprobieren, auf Dauer gesehen wird er immer dicker.

Der springende Punkt ist die Identifizierung der Dickmacher und das Umsteigen auf Schlankmacher. Diese – fast jedem geläufige – Alltagserfahrung lässt sich von ihrem Grundmuster her auch auf schwerwiegende krankhafte Störungen wie zum Beispiel die „Fresssucht" übertragen.

Auch bei der Glücksspielsucht wirken ähnliche Mechanismen. Es reicht nicht, eine ambulante oder stationäre Behandlung zu absolvieren und in dieser Zeit glücksspielabstinent zu sein. Es geht darum, den Erfolg zu sichern und in den Alltag mit all seinen schönen und weniger schönen Seiten einzubauen. Dieser Prozess verläuft in der Regel nicht reibungslos. Die meisten Menschen brauchen mehrere Anläufe, um ihren Erfolg zu sichern.

Die Rückfallvorbeugung hat sich lange Zeit darauf konzentriert einen erneuten Rückfall zu verhindern, d. h. mögliche Vorboten rechtzeitig zu erkennen und die dabei sichtbaren Probleme aus dem Weg zu schaffen, um nicht erneut in das alte Glücksspielverhalten zurück zu fallen. Dies ist immer noch der Königsweg, d. h. das sicherste Vorgehen, um einen Rückfall dauerhaft zu verhindern. Inzwischen ist in der Rückfallvorbeugung jedoch auch allgemein akzeptiert, dass es darüber hinaus wichtig ist, mit auftretenden Rückfällen besser umzugehen. Dies bedeutet vor allem bei dem Auftreten eines Rückfalls diesen möglichst rasch zu beenden, um weniger Nachteile zu erleiden. Hinderlich sind dabei vor allem Schuldgefühle nach dem Auftritt eines Rückfalls, die daraus resultieren, dass man den Rückfall allein auf eine innere Schwäche zurückführt und nicht auch die äußeren Umstände und die Vorgeschichte des Rückfalls berücksichtigt. Der amerikanische Suchtforscher Alan Marlatt (Marlatt & Gordon 1985; Marlatt & Donovan 2005) hat in den 1980er-Jahren entscheidend zu dieser neuen Sichtweise beigetragen.

Aktuell weist er in einem neuen dynamischen Rückfallmodell verstärkt darauf hin, dass es sich bei dem Rückfallgeschehen um einen vielschichtigen Prozess handelt. Dazu gehören Faktoren, die schwer zu beeinflussen sind wie die Schwere der Suchterkrankung einer betroffenen Person, die Intensität der gefühlsmäßigen Reaktion auf den Rückfall, die Umstände unter denen der Rückfall auftritt und die Schwere des Rückfalls selbst. Dabei besteht die Gefahr, dass kleinere unmerkliche Veränderungen in der Lebenssituation zu einem schleichenden Prozess mit einer inneren Instabilität des Betroffenen führen. In einer solchen Situation können auch kleinere innere oder äußere Auslöser zu einem massiven längerfristigen Rückfall führen. Dies entspricht dem berühmten Schmetterlingseffekt, nachdem kleinste Einflüsse (Flügelschlag des Schmetterlings) dazu führen, dass ein instabiles System, das durch vielfältige Faktoren bestimmt wird (Großwetterlage) völlig unvorhersehbar außer Kontrolle gerät und zum Chaos (Unwetter) führt.

Tabelle 12: Das sichere Übungsfeld einer Fachklinik

Im Rahmen einer stationären Behandlung fällt es den meisten Menschen leicht, abstinent zu bleiben:

- Weil die Umgebung als sicher empfunden wird,
- es wenig beziehungsweise keine Alltagsprobleme gibt,
- immer ein Ansprechpartner vorhanden ist (Mitpatienten und Therapeuten),
- der Aufenthalt ausschließlich dem Zweck der Suchtentwöhnung dient,
- die eigene Wachsamkeit auf einem hohen Niveau ist.

Verlässt man die Fachklinik oder beendet die ambulante Behandlung, sollte man gedanklich schon mal einige „Suchtfallen" durchgespielt haben, seine persönlichen Risikosituationen kennen und möglichst über Fertigkeiten zur Problembewältigung sowie zur Verhinderung eines Rückfalls mit Hilfe eines so genannten Notfallkoffers verfügen. Das größte Rückfallrisiko besteht innerhalb der ersten drei Monate nach Beendigung einer Behandlung. Danach werden Rückfälle, statistisch gesehen, immer seltener. Bereits nach einem Jahr ist die schwierigste Phase überwunden. Generell gilt: Je länger jemand glücksspielabstinent lebt, umso größer ist seine Chance, für immer glücksspielfrei zu bleiben. Gerade deshalb ist es so wichtig, mindestens ein Jahr nach Ende der Behandlung regelmäßig eine Selbsthilfegruppe zu besuchen.

Wie bereits klar wurde: Ein Rückfall muss keine Katastrophe sein. Es kommt darauf an, wie man damit umgeht. Ob man ihn als Warnsignal für mangelnde Fürsorglichkeit sich selbst gegenüber versteht oder ein „Jetzt-ist-eh-alles-egal-Gefühl" entwickelt, ist entscheidend für den weiteren Ablauf. Deshalb sollte man darauf vorbereitet sein, wie man sich vor einem Rückfall schützen kann, aber auch was zu tun ist, wenn man trotz aller guten Vorsätze wieder gespielt hat.

Eine paradoxe, aber hilfreiche Strategie zur Verhinderung eines Rückfalles kann sein, sich ganz konkret vorzustellen, was man unternehmen müsste, um einen fiktiven „Rückfall zu bauen". Hierzu nimmt man sich ein Blatt Papier, unterteilt es in zwei Spalten und schreibt auf der linken Seite alle Gedanken und Handlungen auf, die in der Vergangenheit dazu geführt haben, die Glücksspielsucht zu fördern oder zu unterstützen. Nachfolgend einige Aussagen, die von ausgewiesenen Experten stammen, nämlich von Glücksspielsüchtigen, die diese Frage während ihrer Therapie beantwortet haben.

Tabelle 13: Anleitung zum „Rückfallbauen"

Was ich tun muss, um rückfällig zu werden:	
Ich habe immer ein gut gefülltes Portemonnaie dabei.	
Ich habe immer meine Scheckkarte in der Tasche.	
Ich schaue hin und wieder mal in der Spielhalle vorbei, um einen Kaffee zu trinken und meine alten Bekannten zu treffen.	
Wenn ich Kleingeld für Zigaretten brauche, kann ich es ruhig mal im „Automaten" in der Spielhalle wechseln.	
Ich stelle mich selbst auf die Probe und beweise allen, dass ich inzwischen ruhig mal wieder ins Casino oder in die Spielhalle gehen kann, ohne gleich rückfällig zu werden.	
Ich gehe ein letztes Mal ins Casino, mit dem Gewinn werde ich all meine finanziellen Probleme lösen.	
Ich denke ständig daran, wie viel ich verloren habe und wie gut es für mich wäre, wenn ich das Geld zurückgewinnen könnte.	
Ich spreche mit niemandem über meine Probleme, auch nicht, wenn ich „Spieldruck" verspüre.	
In meiner freien Zeit unternehme ich nichts.	
Ich fange zu Hause Streit an und verlasse wütend und Türen schlagend das Haus.	

Was ich tun muss, um rückfällig zu werden:	
Im Beruf und in meiner Beziehung mache ich mir ordentlich Stress.	
Freundschaften pflege ich nicht, man kann eh keinem trauen.	
Ich zahle meine Schulden so schnell wie möglich ab, auch wenn ich mir dann erst mal nichts mehr gönnen kann.	
Heute Abend gehe ich nicht in die Gruppe, ich bin so deprimiert. Da gehe ich den anderen nur auf den Zeiger. Ich gehe lieber ins Bett und ziehe mir die Decke über den Kopf.	
Ich verheimliche meiner Umgebung meine Kontakte zum Glücksspielermilieu.	
Ich grüble darüber nach, wie ich nur so blöd sein konnte, das ganze schöne Geld zu verspielen.	
Einen Zehner könnte ich ruhig mal wagen, muss ja keiner erfahren.	
Wenn ich auf der Arbeit oder zu Hause Probleme habe, gehe ich in die Spielhalle. Dort kann ich alles vergessen.	

In einem nächsten Schritt bekommt die rechte Seite eine Überschrift und es werden alle Aktivitäten und Gedanken eingetragen, die dazu beitragen, *nicht* rückfällig zu werden. Die Liste könnte dann zum Beispiel so aussehen:

Tabelle 14: Schritte zur Rückfallverhütung

Was ich tun muss, um rückfällig zu werden:	Was ich tun kann, um glücksspielfrei zu bleiben:
Ich habe immer ein gut gefülltes Portemonnaie dabei.	Ich trage nicht so viel Geld mit mir herum!
Ich habe immer meine Scheck-karte in der Tasche.	• Ich gebe meine Scheckkarte der Bank zurück. • Ich vertraue sie einem Freund an. • Ich deponiere sie zu Hause an einem sicheren Ort. • Ich mache sie mit einem Magneten ungültig, (all dies mache ich solange, bis ich mir selbst wieder über den Weg trauen kann).
Ich schaue hin und wieder mal in die Spielhalle vorbei, um einen Kaffee zu trinken oder meine alten Bekannten zu treffen.	Ich meide Spielhallen (der Kaffee schmeckt woanders sowieso besser), und meine alten Bekannten verleiten mich eh nur wieder zum Spielen und sei es nur, weil sie neidisch auf meinen Erfolg sind.
Wenn ich Kleingeld für Zigaretten brauche, kann ich es ruhig mal im „Automaten" in der Spielhalle wechseln.	Kleingeld bekomme ich auch woanders, und überhaupt könnte ich mit dem Rauchen doch vielleicht auch aufhören.
Ich stelle mich selbst auf die Probe und beweise allen, dass ich inzwischen ruhig mal wieder ins Casino oder in die Spielhalle gehen kann, ohne gleich rückfällig zu werden.	Ich muss mir und anderen nicht mehr beweisen, was ich für ein „toller Kerl" bin. Das ist ein gutes Gefühl.

Was ich tun muss, um rückfällig zu werden:	Was ich tun kann, um glücksspielfrei zu bleiben:
Ich gehe ein letztes Mal ins Casino, mit dem Gewinn werde ich all meine finanziellen Probleme lösen.	Meine finanziellen Probleme gehe ich Schritt für Schritt an. Helfen tut mir dabei die Schuldnerberatung, bestimmt nicht das Casino.
Ich denke ständig daran, wie viel ich verloren habe und wie gut es für mich wäre, wenn ich das Geld zurückgewinnen könnte.	Ich mache innerlich einen dicken Strich unter die Verluste. Ich weiß, dass ich nur noch mehr verlieren würde, wenn ich wieder hinginge.
Ich spreche mit niemandem über meine Probleme, auch nicht, wenn ich „Spieldruck" verspüre.	• Ich habe gelernt, dass es mich entlastet, wenn ich mit jemandem rede. • Für schwierige Situationen habe ich Gesprächspartner, die mir zuhören. Im Gegenzug bin ich auch für sie da. • In unserer Selbsthilfegruppe tauschen wir die Telefonnummern aus und rufen uns gegenseitig an, wenn's brenzlig wird.
In meiner freien Zeit unternehme ich nichts.	Ich habe mich an meine alten Hobbys erinnert, unter Langeweile leide ich nicht.
Ich fange zu Hause Streit an und verlasse wütend und Türen schlagend das Haus.	Ich schiebe anderen nicht mehr die Schuld für mein Verhalten in die Schuhe.

Was ich tun muss, um rückfällig zu werden:	Was ich tun kann, um glücksspielfrei zu bleiben:
Im Beruf und in meiner Beziehung mache ich mir ordentlich Stress.	Ich passe auf mich auf, arbeite nicht zu viel und tue was für meine Entspannung.
Freundschaften pflege ich nicht, man kann eh keinem trauen.	Ich registriere genau, wer mich runterzieht, und wer mir gut tut. Und für die, die mir gut tun, tue ich auch viel. Dabei denke ich nicht an meinen eigenen Vorteil oder erwarte gleich eine Gegenleistung.
Ich zahle meine Schulden so schnell wie möglich ab, auch wenn ich mir dann erst mal nichts mehr gönnen kann.	Ich zahle meine Schulden verlässlich ab, lasse aber noch soviel für mich übrig, dass ich mir hin und wieder was Gutes tun kann.
Heute Abend gehe ich nicht in die Gruppe, ich bin so deprimiert. Da gehe ich den anderen nur auf den Zeiger. Ich gehe lieber ins Bett und ziehe mir die Decke über den Kopf.	Ich gehe gerade dann in die Gruppe, wenn's mir nicht so gut geht. Das Reden mit den anderen hilft mir. Ich bin richtig froh, dass ich das inzwischen kann.
Ich verheimliche meiner Umgebung meine Kontakte zum Glücksspielermilieu.	Ich bin doch nicht blöd und geh' da wieder hin! Außerdem: Ich baue Vertrauen auf und nicht ab.
Ich grüble darüber nach, wie ich nur so blöd sein konnte, das ganze schöne Geld zu verspielen.	Die Vergangenheit kann ich nicht ändern, egal wie lange ich grüble. Und die Schuldgefühle machen alles noch schlimmer. Ich stehe zu dem, was ich gemacht habe und komme dafür auf. Das tut mir gut.

Was ich tun muss, um rückfällig zu werden:	Was ich tun kann, um glücksspielfrei zu bleiben:
Einen Zehner könnte ich ruhig mal wagen, muss ja keiner erfahren.	Auf diesen Satz bin ich schon sooo oft reingefallen. Das war übrigens eine sehr teure Erfahrung. Und die Heimlichkeiten sind auch vorbei. Hab' ich gar nicht nötig. Ich bin doch kein Kind mehr. Diese „Spielchen" sind vorbei.
Wenn ich auf der Arbeit oder zu Hause Probleme habe, gehe ich in die Spielhalle. Dort kann ich alles vergessen.	Probleme kann ich nicht wegdaddeln, das hab' ich oft genug probiert. Geklappt hat es nie. Und davor weglaufen bringt auch nichts.

Der Rückfall beginnt nicht erst in der Spielhalle oder im Casino, er kündigt sich viel früher mit so genannten Vorboten an. Manchmal ist es ein schleichender Prozess, der Monate oder gar Jahre andauert, und manchmal gerät jemand sehr schnell aus dem „inneren Gleichgewicht". Von daher ist es wichtig, auf einen ausgewogenen Lebensstil zu achten. Damit ist gemeint, aufmerksam mit sich selbst umzugehen, seine eigenen Wünsche und Bedürfnisse wahrzunehmen und sie im täglichen Leben ausreichend zu berücksichtigen. Auch die Akzeptanz der eigenen Grenzen und die Fähigkeit, seine Gefühle ernst zu nehmen, tragen zur Lebenszufriedenheit bei. Dazu gehört auch, für schwierige Lebenssituationen, die mit negativen Gefühlszuständen (Langeweile, Einsamkeit, Angst, Depressionen) verbunden sind, gerüstet zu sein, das heißt, über Fähigkeiten zu verfügen, solche Situationen zu bewältigen oder auszuhalten, weil sie nicht zu ändern sind.

Sollte es dennoch zu einem erneuten einmaligen Glücksspielverhalten kommen, lässt sich dies zunächst als „Ausrutscher" verstehen. Gemeint ist damit, dass dieses Ereignis nicht zwangsläufig zum Rückfall in das alte Glücksspielverhalten führen muss. Eine Bewertung dieser Situation als Katastrophe, kann dazu führen, dass Selbstvorwürfe, Schuldgefühle und das „Jetzt-ist-eh-alles-egal-Gefühl" zum Auslöser für weiteres

Glücksspielen werden können. Diese Aussage darf jedoch keinesfalls als Aufforderung zur leichtfertigen Gefährdung der Glücksspielabstinenz missverstanden werden.

Ein einmaliges Glücksspielverhalten sollte sofort mit Hilfe der in Tabelle 15 aufgeführten Methoden unterbrochen und beendet werden. Es ist etwas Ernsthaftes passiert, das erneute Anstrengungen erfordert, um zur Glücksspielabstinenz zurückzufinden. Es sind jedoch noch keine gravierenden negativen Folgen (außer dem einmaligen Geldverlust) zwangsläufig damit verbunden. Es besteht jedoch die große Gefahr, dass es in der Folge zu schwerwiegenden Nachteilen kommen kann. Dem gilt es vorzubeugen. Es ist deshalb sehr wichtig, offen über dieses Problem mit Angehörigen, Selbsthilfegruppenmitgliedern oder Therapeuten zu sprechen. Es macht keinen Sinn, sich in sein Schneckenhaus zurückzuziehen und die bereits erreichten positiven Entwicklungen zu gefährden und alte Verhaltensmuster wie Lügen und Rückzug wieder aufzunehmen. Es ist durchaus möglich, mit kühlem Kopf und sozialer Unterstützung die Gründe für einen „Ausrutscher" zu analysieren und wertvolle Schlussfolgerungen für die zukünftige Lebensgestaltung zu ziehen. Nur so lässt sich eine so genannte zufriedene Glücksspielabstinenz erreichen.

> Nochmals: Die Unterbrechung der Abstinenz ist keine Katastrophe, sie ist aber auch keine Lappalie.

Tabelle 15: Schnelle Beendigung eines erneuten Glücksspielverhaltens

---

Wer trotz aller guten Vorsätze wieder gespielt hat, sollte:

- den Ort des Rückfalls sofort verlassen,
- trotz aller Schuld- und Schamgefühle umgehend eine nahestehende Person ansprechen beziehungsweise anrufen,
- den Rückfall in der Selbsthilfegruppe oder der Beratungsstelle spätestens beim nächsten Treffen ansprechen (nicht aufschieben, es wird immer schwieriger),
- seine Sicherungssysteme überprüfen und eventuell kurzfristig wieder reaktivieren (zum Beispiel Eigensperre erneuern lassen, Hilfe bei der Geldverwaltung suchen, weniger Bargeld mitführen etc.),
- den Rückfall als Signal für Probleme verstehen, für die es (noch) keine Bewältigungsmöglichkeiten gibt,
- die Verantwortung für die Folgen des Rückfalls vollständig übernehmen.

Diese Anweisungen für den Notfall kann man auf eine kleine Karteikarte schreiben und ständig mit sich führen (z. B. in der Geldbörse). Hinzufügen sollte man Telefonnummern von nahe stehenden Personen, Mitgliedern der Selbsthilfegruppe und der Beratungsstelle. Die Landesfachstelle Glücksspielsucht NRW hat Notfallpässe für Glücksspielsüchtige und für Angehörige von Glücksspielsüchtigen entwickelt. Sie können dort kostenfrei bestellt werden (www.gluecksspielsucht-nrw.de).

16 Zeittafel

1980 Die Amerikanische Psychiatrische Gesellschaft (APA) nimmt das pathologische Glücksspielen in ihren Diagnoseschlüssel auf (DSM-III)

1981 Maria gründet in Tostedt bei Hamburg die erste Selbsthilfegruppe der Anonymen Spieler in Deutschland

1983 Gerhard Meyer veröffentlicht seine Dissertation zum Thema Geldspielautomaten mit Gewinnmöglichkeit

1984 Ulla Fröhling veröffentlicht das Buch „Droge Glücksspiel" (zweite Auflage erscheint 1993)

1986 Rainer Düffort verfasst die Erstauflage von Game Over

1987 In Berlin wird von der Caritas das erste niedrigschwellige Angebot für Glücksspielsüchtige eröffnet (Café Beispiellos)

1987 In Herford wird vom Diakonischen Werk die erste spezialisierte Beratungsstelle für Glücksspielsüchtige und ihre Angehörigen gegründet

1987 Das Sozialgericht Osnabrück verurteilt eine LVA, die Behandlungskosten für eine stationäre Behandlung eines Glücksspielsüchtigen zu übernehmen

1990 Der Bundesweite Arbeitskreis Glücksspielsucht wird gegründet

1990 Die Kategorie „Pathologisches Spielen" wird in die Jahresstatistik der Suchteinrichtungen (EBIS) aufgenommen

1990 Die Weltgesundheitsorganisation (WHO) nimmt das Störungsbild in die „Internationale Klassifikation Psychischer Störungen" (ICD-10) auf

1995 Petra Denzer, Jörg Petry und Mitarbeiter veröffentlichen die multizentrische Studie

1998 Der Bundesweite Arbeitskreis Glücksspielsucht geht im Fachverband Glücksspielsucht e.V. auf

2001 Die Spitzenverbände der Krankenkassen und Rentenversicherungsträger verabschieden die Empfehlungen zur ambulanten und stationären Rehabilitation bei pathologischem Glücksspielen

2001 In Nordrhein-Westfalen wird die erste Landesfachstelle Glücksspielsucht durch das Gesundheitsministerium gegründet

2004 Die Infoline Glücksspielsucht NRW als niedrigschwelliges Hilfeangebot für Betroffene und ihre Angehörigen wird angeboten

2006 Das Bundesverfassungsgericht spricht sein Grundsatzurteil zum Sportwettenmonopol

2008 Der Glücksspielstaatsvertrag (GlüStV) tritt in Kraft

17 Weiterführende Literatur

Abraham, A. (2002): Ohne Moos nix los. Geld und Schulden bei psychischen Erkrankungen. Bonn: Psychiatrie Verlag

Anonyme Spieler (Hrsg.) (1993): Ich bin verantwortlich. Lebenswege Anonymer Spieler (GA). Hamburg: Eigenverlag

Arenz-Greiving, I. (2007): Die vergessenen Kinder. Kinder von Suchtkranken. Wuppertal: Blaukreuz

Bönisch, M. (1994): Opium der Armen: Lottospiel und Volksmagie im frühen 19. Jahrhundert. Tübingen: Silberberg

Bühringer, G./Kraus, L./Sonntag, D./Pfeiffer-Gerschel, T./Steiner, S. (2007): Pathologisches Glücksspiel in Deutschland: Spiel- und Bevölkerungsrisiken. Sucht, 53(5), 296–307

Bundeszentrale für gesundheitliche Aufklärung, BZgA (2008): Glücksspielverhalten und problematisches Glücksspielen in Deutschland 2007. Köln

Bundeszentrale für gesundheitliche Aufklärung, BZgA (2010): Glücksspielverhalten und problematisches Glücksspielen in Deutschland 2007 und 2009: Ergebnisse aus zwei repräsentativen Bevölkerungsbefragungen. Köln

Buth, S./Stöver, H. (2008): Glücksspielteilnahme und Glücksspielprobleme in Deutschland: Ergebnisse einer bundesweiten Repräsentativbefragung. Suchttherapie, 9(1), 3–11

Christoff, C. (2002): Hexenspiele. Wiesbaden: Brückenverlag

Denzer, P./Petry, J./Baulig, T./Volker, U. (1995): Pathologisches Glücksspiel: Klientel und Beratungs-/Behandlungsangebot (Ergebnisse der multizentrischen deskriptiven Studie des Bundesweiten Arbeitskreises Glücksspielsucht), in: Deutsche Hauptstelle gegen die Suchtgefahren (Hrsg.), Jahrbuch Sucht '96 (S. 279–295). Geesthacht: Neuland

Diegmann, H./Hoffmann, C./Ohlmann, W. (2008): Praxishandbuch für das gesamte Spielrecht. Stuttgart: Kohlhammer

Dilling, H./Mombour, W./Schmidt, M. H. (Hrsg.) (1991): Internationale Klassifikation psychischer Störungen. ICD-10 Kapitel V (F). Klinisch-diagnostische Leitlinien. Bern: Hans Huber

Dostojewskaja, A. G. (1985): Tagebücher. Die Reise in den Westen. Königstein/Taunus: Athenäum (russ. Original 1923)

Dostojewski, F. (1981): Der Spieler. München: Deutscher Taschenbuch Verlag (russ. Original 1866)

Düffort, R. (1986): Ratgeber für Spieler und ihre Angehörigen. Freiburg: Lambertus

Fröhling, U. (1993²): Droge Glücksspiel. Betroffene erzählen von einer heimlichen Sucht. Frankfurt a. Main: Fischer Taschenbuch Verlag

Füchtenschnieder, I./Hurrelmann, K. (Hrsg.) (2001): Glücksspiel in Europa. Vom Nutzen und Schaden des Glücksspiels im europäischen Vergleich. Geesthacht: Neuland

Füchtenschnieder, I. (Hrsg.) (2003): Erfolg-Glück-Verzweiflung. Soziologische, psychotherapeutische und präventive Aspekte der Glücksspielsucht. Geesthacht: Neuland

Füchtenschnieder, I./Petry, J./Horstmann, M. (Hrsg.): Glücksspielsucht heute: Therapeutische, sozialpolitische und rechtliche Aspekte. Geesthacht: Neuland

Füchtenschnieder-Petry, I./Petry, J./Ottensmeier, B. (Hg.) (2010): Glücksspielsucht – Recht – Beratung – Therapie. Geesthacht: Neuland

Janßen, H.-J./Körtel, K. (Hrsg.) (2002): Der Rückfall. Eine Handreichung für Suchtbetroffene und Helfer. Freiburg: Lambertus

Kolitzus, H. (2008): Ich befreie mich von deiner Sucht. Hilfen für Angehörige von Suchtkranken. München: Kösel

Kostolany, A. (2000²): Die Kunst über Geld nachzudenken. München: Econ

Marlatt, G. A./Gordon, J.R. (1985): Relapse Prevention. New York: Guilford

Marlatt, G.A./Donovan, D.M. (2005²): Relapse Prevention. New York: Guilford

Meyer, G. (1983): Geldspielautomaten mit Gewinnmöglichkeit – Objekte pathologischen Glücksspiels. Bochum: Brockmeyer

Meyer, G. (2010): Glücksspiel – Zahlen und Fakten, in: Deutsche Hauptstelle für Suchtfragen (Hrsg.), Jahrbuch Sucht 10 (S. 120–137). Geesthacht: Neuland

Meyer, G./Bachmann, M. (2005²): Spielsucht. Ursachen und Therapie. Berlin: Springer

Meyer, G./Hayer, T. (2005): Das Gefährdungspotential von Lotterien und Sportwetten – Eine Untersuchung von Spielern aus Versorgungseinrichtungen. Düsseldorf: Ministerium für Arbeit, Gesundheit und Soziales des Landes Nordrhein-Westfalen

Meyers, R. J./Smith, J. E. (2007): CRA-Manual zur Behandlung von Alkoholabhängigkeit: Erfolgreicher behandeln durch positive Verstärkung im sozialen Bereich. Bonn: Psychiatrie Verlag

Peters, F. (2002): Die Selbstsperre des Glücksspielers. Juristische Rundschau 77 (5), 177–182

Petry, J. (2003): Glücksspielsucht. Entstehung, Diagnostik und Behandlung. Göttingen: Hogrefe

Petry, J. (2009): Das Störungsbild der „Glücksspielsucht" und seine Behandlung. Die Psychiatrie, 6, 132–139

Rennert, M. (2002): Tascheninfo. Angehörige von Suchtkranken. Kassel: Nicol

Riesen, H. (2009): Gestatten, der Bankräuber, den Sie suchen: Geständnis eines Spielsüchtigen. Bonn: RETAP

Rossi, C.P. (1994): Die letzte Nacht Dostojewskis. Wuppertal: Peter Hammer Verlag (span. Original 1992)

Saß, H./Wittchen, H.-U./Zaudig, M. (Hrsg.) (1996): Diagnostisches und statistisches Manual psychischer Störungen. Göttingen: Hogrefe

Schmidt, K.F. (2009): Nichts geht mehr – Vom Sodastream-Multimillionär zum Hartz IV-Empfänger. Murnau: Mankau

Schindler, L./Hahlweg, K./Revenstorf, D. (1998): Partnerschaftsprobleme. Möglichkeiten zur Bewältigung. Ein Handbuch für Paare. Berlin: Springer

Schuller, A. (2008):Jackpot. Aus dem Leben eines Spielers. Bergisch Gladbach: Bastei Lübbe

Thannen, R. von der (2001): Einmal Hölle und zurück. Auf dem Jakobsweg vom Spielcasino nach Lourdes. Hard: Hecht Verlag

Tillmann, A. (2003): Verspieltes Glück: Mein Mann ist spielsüchtig. Bergisch Gladbach: Lübbe

Unverzagt, G. (2000): Liebe, Geld und Partnerschaft. Konflikte ums Geld und wie man sie lösen kann. Zürich: Kreuz Verlag

Varnholt (2001): Roulette. Protokoll einer Selbstzerstörung. Aachen: Karin Fischer

Zobel, M. (2000): Kinder aus alkoholbelasteten Familien. Göttingen: Hogrefe

Zweig, S. (1982/1927): Vierundzwanzig Stunden aus dem Leben einer Frau. Frankfurt am Main: Fischer

18 Anschriften und Internetadressen

Es gibt Selbsthilfegruppen, Beratungsstellen und Fachkliniken, in denen Glücksspielsüchtige und ihre Angehörigen Hilfe finden. Anschriften erfahren Sie bei folgenden zentralen Verbänden:

Anonyme Spieler Deutschland

GA Kontaktstelle
Eilbeker Weg 20
22089 Hamburg

Fon: 040 209 90 09

E-Mail: Kontakt@anonyme-spieler.org
www: www.anonyme-spieler.org

Fachverband Glücksspielsucht e.V. (fags)

Arndtstr. 10
32052 Herford

Fon: 05221 1022670
Fax: 05221 1022680

E-Mail: spielsucht@t-online.de
www: www.gluecksspielsucht.de

Deutsche Hauptstelle für Suchtfragen e.V. (DHS)

Westenwall 4
59065 Hamm

Fon: 02381 90 15 0
Fax: 02381 90 15 30

E-Mail: info@dhs.de
www: www.dhs.de

Fachverband Sucht e.V. (FVS)

Welramstraße 3
53175 Bonn

Fon: 0228 26 15 55
Fax: 0228 21 5885

E-Mail: sucht@sucht.de
www: www.sucht.de

Nützliche Internetadressen

1. Institutionen, Verbände, Foren

www.fachbeirat-gluecksspielsucht.de
Fachbeirat Glücksspielsucht

www.gluecksspielsucht.de
Fachverband Glücksspielsucht e.V. (fags)

www.forum-gluecksspielsucht.de
Forum für Glücksspielsüchtige und ihre Angehörigen

www.gluecksspielsucht-nrw.de
Landesfachstelle Glücksspielsucht NRW
(die Landeskoordinationsstellen der anderen Bundesländer sind hier
verlinkt)

www.spielenmitverantwortung.de
Portal zum Thema Glücksspielsucht der Bundeszentrale für gesundheitliche Aufklärung (BZgA)

www.verspiel-nicht-dein-leben.de
Initiative der Landesstelle Glücksspielsucht Bayern

www.forum-gewerberecht.de
Forum Gewerberecht / Rubrik Spielrecht